Por: Mr. Food

Comida Rápida y Fácil Para Personas con Diabetes

Más de 150 Recetas que Encantará a Todos

Por

Art Ginsburg
Mr. Food

Con la participación de

Nicole Johnson
Miss America 1999, *Vocera de la ADA*

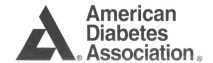

American Diabetes Association

Director, Publicación del Libro, John Fedor; *Editor de Mr. Food*, Caryl Ginsburg Fantel; *Editor de ADA*, Laurie Guffey; *Director de Producción*, Peggy M. Rote; *Diseño de Portada y Páginas*, Joe Peppi; *Composición*, Circle Graphics; *Estilo de Comida*, Linda Osborne del Estudio Cole Riggs, Patty Rosenthal y Dave Tinsch; *Analista de Nutrición*, Nutritional Computing Consultants, Inc.; *Impresora*, Transcontinental Printing, Inc.

Impreso en Canada

3 5 7 9 1 0 8 6 4

Los libros de ADA pueden ser obtenidos o comprados para negocio o uso promocional o para ventas especiales. Para comprar este libro en cantidades grandes, o para las ediciones de encargo de este libro con su logo, se pone en contacto con Lee Romano Sequeira, Special Sales & Promotions, en la dirección dada abajo o a *Lromano@diabetes.org* o al 703-299-2046

American Diabetes Association
1701 North Beauregard Street
Alexandria, VA 22311

Departamento de Catálogo y Publicación de Datos de la Biblioteca del Congreso

Ginsburg, Art.
  [Mr. Food's quick & easy diabetic cooking. Spanish]
  Mr. Food comida rápida y fácil para personas con diabetes : más de 150 recetas que a todos les encantará / por Art Ginsburg (Mr. Food).
     p. cm
  Includes index.
  ISBN 1-58040-146-5 (pbk. : alk. Paper)
     1. Diabetes—Diet therapy—Recipes. I. Title.

RC662 .G5518 2002
641.5'6314—dc21   2002018495

Dedicado a todos aquellos que diariamente confrontan el reto
contra la diabetes y a muchos otros
que han dedicado sus esfuerzos para
ganar la batalla contra esta insidiosa enfermedad.

Contenido

Preámbulo

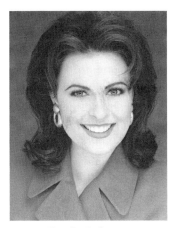

Nicole Johnson
Miss America 1999

El comer en una forma saludable es imprescindible para una persona con diabetes. Existe una gran cantidad de comidas, pero donde empieza uno y que debe hacer la persona ocupada? Este libro es la respuesta a todas estas preguntas!

Cuando el Sr. Food y yo por primera vez nos conocimos, yo le comenté lo frustrante que era para mí encontrar recetas para comidas ricas y rápidas que hacer para aquellos quienes sufrimos de diabetes. De allí nació la idea para este libro. Por ello, el Sr. Food y yo nos hemos unido para traerles algunas de las mejores recetas que existen para personas que sufren de diabetes, por supuesto, de la forma conocida de él-rápida y fácil.

Durante mi reino como Miss America en 1999, tuve la oportunidad de hablar con muchas personas en todo el mundo sobre lo que es la diabetes y la forma de encontrar ayuda para diagnosticar, tratar y prevenir esta enfermedad. Es para mi un gran placer y honor compartir mis experiencias con todos. Sin embargo, ha sido el obstáculo más grande de mi vida. Hoy viajo por todo el mundo y he visitado aproximadamente 15 países con el fin de crear más conciencia y de compartir lo que he aprendido sobre la diabetes. Esta es la verdadera razón por la cual estoy colaborando con este libro. Necesitamos seguir buscando avenidas en las cuales podamos intercambiar información para educar al público en general sobre esta enfermedad tan crítica.

La diabetes es penetrante, peligrosa, y a veces devastadora. Sin embargo, con un mantenimiento cuidadoso, y una dieta específica, muchas de las complicaciones pueden ser prevenidas o por lo menos retardadas. Estas complicaciones incluyen, desde enfermedades cardiacas hasta derrames cerebrales, ceguera, y aún fallos renales. Algún día nosotros encontraremos la cura para esta enfermedad, pero hasta entonces, este libro está diseñado para servirnos de guía en nuestro diario vivir. Nuestra práctica de los principios contenidos en este libro, como personas con diabetes, ejemplariza nuestra obligación de gozar de una vida más saludable.

Uno de los más grandes obstáculos en nuestro cuidado diario es encontrar el tiempo para comer apropiadamente. Cómo se las arregla una persona profesional ocupada o un padre apurado para preparar las comidas apetecientes a la vista y al paladar? El Sr. Food ha continuado haciendo lo que él hace tan bien—presentando recetas que son rápidas, fáciles y preparadas con ingredientes accesibles. Para la persona como yo, como muchos de nosotros, esta combinación es una bendición!

Más allá de la preparación de las comidas, temas tales como porciones, lectura de las etiquetas de nutrición, son también elementos claves para la persona que vive con diabetes o la persona que prepara las comidas para personas con diabetes. Estos problemas también son discutidos aquí dentro.

Los exhorto a que hagan todo lo posible por controlar su diabetes por el resto de sus vidas. No será fácil. Quizás en algún momento quieran darse por vencidos, pero deben pensar que durante las adversidades es cuando nuestra alma se torna fuerte, nuestra visión se aclara nuestra ambición es inspirada, y se logra la meta deseada. Yo creo que cualquier cosa es posible—incluyendo una vida libre de complicaciones por diabetes. Si necesitan en cualquier momento información adicional o una palabra alentadora, no dejen de visitar mi página en la red de información "internet," *www.nicolejohnson.com*; allí podrán enviarme un mensaje electrónico.

Gocen de este libro! Ruego que sean benditos con la información que aquí se incluye y que por ello el mantenimiento de su diabetes, se convierta en algo un poco más ligero y fácil.

Nicole Johnson
Miss America 1999

Prólogo

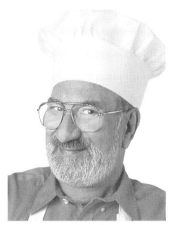

Art Ginsburg
Mr. Food

No pasa una semana que no reciba varias cartas (o, en estos tiempos, correo electrónico) de personas que me preguntan, o debería decir, me ruegan, que les proporcione recetas para los que sufren de diabetes. No las mismas "viejas" y aburridas recetas para ayudar a aquellos que sufren de diabetes, pero recetas nuevas que sean deliciosas, y por supuesto, también rápidas.

Aunque sentía que era un área importante, no estaba seguro de cómo empezar. Bueno, como por magia el destino tomo las riendas, cuando un buen día me tope con Nicole Johnson, Miss America 1999, en un evento en una estación de TV en donde ella estaba presentándose con el fin de crear más conciencia sobre la diabetes. Yo compartí con ella mi deseo de escribir un libro de recetas rápidas y fáciles para personas con diabetes, y bueno, en colaboración con la ADA, lo hemos logrado!

Con el recurso extensivo de la ADA, la experiencia y conocimiento de la materia por parte de Nicole, y mi enfoque en la cocina rápida, supe que podríamos crear un "Yo puedo hacerlo" que ganaría la aceptación de muchos y que podría ser útil para personas con diabetes.

La mejor parte de este libro tiene que ser que consiste de más de 150 recetas buenas—cada una estudiada, probada, y re-probada hasta que yo personalmente estuviese satisfecho. Cuando estaba estudiando estas recetas y probándolas con mi familia y personas en mi oficina, sus respuestas eran siempre las mismas, *"Esto es para un libro de cocina para personas que sufren de* diabetes? No puede ser! Es tan bueno!" o "Yo creía que personas que sufren de diabetes no pueden comer postres!"

He aprendido tanto sobre esta enfermedad durante la creación de este libro. Lo que más me sorprende, y lo que va a hacerte completamente feliz, es que tú, una persona con diabetes, *puedes comer casi todas las comidas que te encantan*! El plan de la comida diabética ya no está solamente centrado en ensaladas o comidas sencillas; ahora incluye platos que hacen agua la boca, y hasta postres deleitables. Dónde está el secreto? Moderación—en la forma en que preparas tus comidas y en el tamaño de las porciones. Acostumbrate a usar la palabra moderación, porque es vital a una vida más saludable, y lo verás repetido muchas veces en este libro.

El secreto de comer bien realmente empieza en el supermercado con la lectura de las etiquetas de nutrición. En la página 3, explico que son todos esos números en las etiquetas de nutrición. Y, después de decidir que vas a comer, recuerda enfocarte en controlar las porciones. Mis "Datos sobre Porciones" en la página 8 te informarán (no te llenarán)! Cuando planees tus comidas y bocadillos con tu dietista, pregúntale como puedes incluir porciones de tus platos o postres favoritos. Tu dietista puede enseñarte como hacer ajustes en otras partes en el menú de comidas o como cambiar tu régimen de ejercicios.

No quiero que pienses que este libro contestará todas tus preguntas sobre lo que puedas comer, pero mis recetas si podrán lograr que el tiempo de la comida sea mucho más fácil y placentero. Además, he salpicado libremente el libro con datos sobre todo, desde cómo añadir brío a las comidas a cómo mantener un cuerpo saludable. Para más recetas agradables no dejes de visitar mi página en la red de información "internet," *www.mrfood.com.*

Con toda esta información provechosa y estas recetas sabrosas, deberás poder ganar control sobre cómo y qué comer. Además de esto, necesitarás hacer ejercicios! Solamente porque comes bien no quiere decir que puedes dejar de hacer ejercicios regularmente.

Desarrollando hábitos de comer bien y cambiando cómo vives puede tomar tiempo, Se paciente, y no dejes de pensar en estas recomendaciones cuando salgas a comer fuera! Una vez más, chequea los "Datos sobre Porciones" (página 8) para algunas sugerencias sensibles, y continúa pensando "moderación," y estarás bien.

Yo se que estarás sorprendido por lo que contiene este libro—y con todo esto, podrás sorprender también a tus amigos. Haz de estas recetas tus recetas. Como siempre, si tienes alguna duda sobre el plan de comida individual, consulta un médico o dietista.

Dicen que es fácil cocinar para aquellos a quienes queremos—bueno, en este caso, tiene perfecto sentido, porque recetas que nos indican como cocinar bien para nosotros mismos, es la mejor forma de tratarnos bien a nosotros mismos y a aquellos a quienes queremos, y ese es el verdadero significado de **"OOH IT'S SO GOOD!!®"**

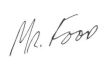

Reconocimiento

BUENO! No se pueden imaginar lo emocionado que estoy de que este libro finalmente sea una realidad! Tantos de mis admiradores me han escrito a través de los años, pidiéndome que hiciera un libro de cocina con recetas para personas con diabetes, y ahora lo tengo aquí!

Por supuesto, tuve mucha ayuda. Un proyecto de esta magnitud toma mucha colaboración, y quiero agradecer a todas aquellas personas quienes colaboraron en convertirlo en realidad.

Primero, está Nicole Johnson. Cuando ella me contó todos los desafíos personales que la diabetes representaba para ella, yo supe inmediatamente que podía ayudarla con uno de ellos, creando recetas sabrosas, rápidas y fáciles de hacer que ella podría incorporar a su plan de comidas para controlar la diabetes.

Este libro es el resultado de nuestra primera reunión, y quiero darte las gracias, Nicole, por tú empeño en educar al público y por tratar de cambiar las vidas de tantas personas.

Mi asociación con Nicole me trajo a la American Diabetes Association y a todas las bellas personas quienes hacen de la organización un recurso efectivo para las personas con diabetes. Gracias, John Fedor, Director de Publicación de Libros, por todas tus sugerencias en la coordinación de este proyecto. Ha sido un placer trabajar contigo, así como con nuestro Editor de la ADA, Laurie Guffey. Gracias, Laurie, por toda tu ayuda y apoyo.

Como siempre, le debo tanto a los creativos y organizados Gerentes de Proyecto del Libro, Howard Rosenthal y Caryl Ginsburg Fantel. Gracias, gente, por hacer que mis recetas y palabras se juntaran de una manera tan bella. Gracias, también, a todos los otros miembros de mi grupo gerencial, Steve Ginsburg, Tom Palombo, y Chet Rosenbaum.

Por supuesto, debo expresar mi sincero agradecimiento a Joe Peppi, mi Coordinador de Producción, y al grupo más bueno de gente, en la Cocina de Prueba, que yo podría soñar tener: Patty Rosenthal, Janice Bruce, Cela Goodhue, y Cheryl Gerber. Ustedes, junto con el asistente de cocina, Dio Gómez, son mis héroes!

Gracias, Lee Barnes y Larissa Lalka, por su contribución de investigación y escritura, y Alice Palombo, por tu diligencia en escribir todas las recetas en la computadora.

Yo no podría haberlo hecho todo sin la ayuda de mi grupo administrativo, Marilyn Ruderman y Robin Steiner, y mi escritora asistente, Helayne Rosenblum.

Muchas gracias a Teresa Pepe, MS, RN. Probaste ser un gran recurso durante la investigación de este libro.

También quiero expresar mi agradecimiento a ti, John Swanston, por toda tu ayuda en representación de Nicole.

Y, finalmente, doy gracias a mi esposa Ethel y al resto de mi familia por toda su ayuda, y, por supuesto, a ustedes mis admiradores, por su insistencia en solicitar este libro. Admiro su coraje y sinceramente aprecio su lealtad. ¡Juntos podemos hacer milagros!

Introducción

Yo no soy doctor ni dietista, pero durante el proceso de compilar este libro de cocina, aprendí muchas cosas sobre diabetes—tanto de los profesionales como de personas que tienen que lidiar diariamente con las dificultades de la diabetes. Yo he compilado alguna información básica que se necesitará sobre términos de alimentos y etiquetas en paquetes. También he compilado algunas de las preguntas más comunes sobre diabetes, junto con las respuestas generales sobre éstas. También encontrarán datos sobre las porciones correctas, intercambios perfectos, la forma de utilizar azúcar, endulzador artificial, y sodio, y una nota sobre comidas empaquetadas, pero para lograr información específica sobre estos, haga el favor de consultar con su médico.

Entienda los Términos y Etiquetas de Paquetes

Muchas etiquetas en los supermercados utilizan términos que pueden ser confusos. Para ayudarlos a comprar y comer mejor, he aquí una lista de los términos más comunes como han sido definidos por la "Food and Drug Administration."

Azúcar

Sin Azúcar: Menos de 0.5 gramos de azúcar por porción.
No se ha agregado Azúcar, Sin Azúcar Adicional, No se ha añadido Azúcar: Esto no significa lo mismo que "Sin Azúcar." Una etiqueta que contiene estos términos indica que no se ha añadido azúcar durante el proceso, o que el proceso no añade al contenido de azúcar sobre la cantidad que incluye el ingrediente en su forma natural. Consulte la información sobre nutrición en el paquete para ver la cantidad total de azúcar que contiene el producto.
Azúcar Reducida: Por lo menos *25%* menos de azúcar por porción que la del producto en su forma regular.

Calorías

Sin Calorías: Menos de 5 calorías por porción.
Bajo en Calorías: 40 calorías o menos por porción. (Si las porciones son mas pequeñas que 30 gramos, o más pequeñas que 2 cucharadas, esto significa, 40 calorías o menos por 50 gramos de comida.)
Calorías Reducidas, Menor Cantidad de Calorías: Por lo menos 25% menos de calorías por porción que la del producto en su forma regular.

Grasa

Sin Grasa, Nada de Grasa: Menos de 0.5 gramos de grasa por porción.
Bajo en Grasa: 3 gramos o menos de grasa por porción. (Si las porciones son más

pequeñas que 30 gramos, o más pequeñas que 2 cucharadas, esto significa 3 gramos o menos de grasa por 50 gramos de comida.)

Reducido en Grasa, Menos Grasa: Por lo menos 25% menos de grasa por porción que la del producto en su forma regular.

Colesterol

Sin Colesterol: Menos de 2 miligramos de colesterol, y 2 gramos o menos de grasa saturada por porción.

Bajo en Colesterol: 20 miligramos o menos de colesterol, y 2 gramos o menos de grasa saturada por porción.

Colesterol Reducido, Menos Colesterol: Por lo menos 25% menos de colesterol, y 2 gramos o menos de grasa saturada por porción que la del producto en su forma regular.

Sodio

Sin Sodio: Menos de 5 miligramos de sodio por porción.

Bajo en Sodio: 140 miligramos o menos de sodio por porción.

Muy Bajo en Sodio: 35 miligramos o menos de sodio por porción.

Reducido en Sodio, Menos Sodio: Por lo menos 25% menos de sodio por porción que la del producto en su forma regular.

Ligero o Comida Ligera

Los alimentos que se denominan como "Ligeros" o "Comidas Ligeras" son usualmente bajos en grasa o más bajos en calorías que los productos regulares. Algunos productos pueden ser más bajos en sodio. Hay que ver la etiqueta sobre nutrición, en la parte de atrás del producto, para estar seguros.

Carne y Aves

Carne Bajo en Grasa o Carne Magro: Menos de 10 gramos de grasa, 4.5 gramos o menos de grasa saturada, y menos de 95 miligramos de colesterol por porción y por 100 gramos.

Carne Muy Bajo en Grasa o Carne Muy Magro: Menos de 5 gramos de grasa, menos de 2 gramos de grasa saturada, y menos de 95 miligramos de colesterol por porción y por 100 gramos.

Una de las formas más efectivas de ayudarnos a controlar nuestra diabetes, por medio de nuestra dieta, es simplemente la de leer las etiquetas de los paquetes de alimentos cuando vamos de compras. Una vez que hayamos visto el nombre del producto y lo que promete ser, por ejemplo, ligero en uno o más de los ingredientes, debemos examinar otras cosas. Los paquetes de comidas pueden contener promesas sobre la salud que tratan de explicar el valor alimenticio. Por ejemplo, un alimento lleno en fibra dietética y bajo en grasa saturada podría prometer rebajar el nivel del colesterol, y por ende, rebajar el riesgo de que una persona sufra de una enfermedad cardíaca si él o ella consumen ese producto. Debo hacer hincapié en que deben leer la etiqueta completa y cuidadosamente y, si tienen alguna duda sobre alguna comida en particular, comentarlo con su médico o dietista.

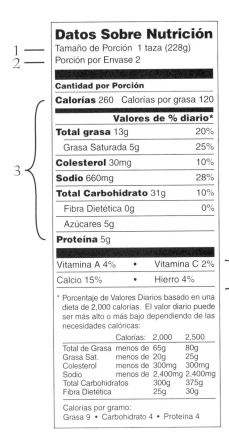

Datos Sobre Nutrición

Tamaño de Porción 1 taza (228g)	
Porción por Envase 2	

Cantidad por Porción

Calorías 260   Calorías por grasa 120

	Valores de % diario*
Total grasa 13g	20%
Grasa Saturada 5g	25%
Colesterol 30mg	10%
Sodio 660mg	28%
Total Carbohidrato 31g	10%
Fibra Dietética 0g	0%
Azúcares 5g	
Proteína 5g	

Vitamina A 4%	•	Vitamina C 2%	
Calcio 15%	•	Hierro 4%	

* Porcentaje de Valores Diarios basado en una dieta de 2,000 calorías. El valor diario puede ser más alto o más bajo dependiendo de las necesidades calóricas:

	Calorías:	2,000	2,500
Total de Grasa	menos de	65g	80g
Grasa Sat.	menos de	20g	25g
Colesterol	menos de	300mg	300mg
Sodio	menos de	2,400mg	2,400mg
Total Carbohidratos		300g	375g
Fibra Dietética		25g	30g

Calorías por gramo:
Grasa 9 • Carbohidrato 4 • Proteína 4

Fuente: Federal Department of Agriculture

1 Tamaño de Porción: Esto es lo que es considerado standard para comidas. Puedes encontrar que el tamaño de la porción fluctúa muy a menudo dependiendo de cuan pequeño o grande es la porción que tú y tu familia comen de una comida en particular. Trata de ser realista en este sentido y recuerda que el tamaño de la porción es un factor muy importante en el control de la diabetes.

2 Porción por Envase: Una vez más, la porción es solamente una guía de lo que se considera un promedio. Este número debería ser ajustado dependiendo de la necesidad dietética de cada persona.

3 Para muchos de nosotros, lo importante en esta información es la cantidad de grasas, colesterol, sodio, carbohidratos, y valor alimenticio que contiene la comida. Es por ello, que estos están indicados no solamente en gramos o miligramos, pero también en lo que representa un porcentaje aproximado de lo que se le permite comer a una persona, basado en una dieta de 2,000 calorías diarias (o a veces también de 2,500-calorías). Tu propio valor alimenticio diario en este margen puede ser más alto o más bajo, dependiendo del nivel de actividad y de tus necesidades personales. Toma nota de que ya que los carbohidratos se encuentran en azúcares y almidones, esta es la causa más importante del aumento en los niveles de glucosa en la sangre. La ADA recomienda que los carbohidratos llenen no más del 55 a 60% del total de calorías diarias.

4 En las etiquetas de comidas solamente se requiere indicar dos vitaminas, A y C, y dos minerales, calcio y hierro. Las compañías pueden voluntariamente indicar otros. Si lo hacen, deberías aprovecharlo.

Además de llenar los requisitos para cumplir con las definiciones de algunas promesas hechas en las etiquetas, la FDA también requiere que casí todos los productos contengan una etiqueta sobre nutrición, denominado Datos Sobre Nutrición.

No deberías tener que buscar mucho para encontrar información sobre nutrición, porque el gobierno regula el tamaño de las etiquetas. También mantiene guías estrictas sobre la información que se incluye en estas etiquetas. Esto significa que podemos contar con que sean lo suficientemente grandes y claras para leerlas y entenderlas con facilidad. Bueno, estamos listos con referencia a poderlas leer-pero qué sobre la parte de entenderlas?

La etiqueta que utilizamos como ejemplo en la página anterior ofrece una clara explicación sobre qué significan esos números.

Algunas etiquetas también indican el número aproximado de calorías que contiene un gramo de grasa, carbohidrato, y proteína. Cuando sea posible, estos números pueden ser útiles para crear el plan de comidas.

Ya que el formato de la información que contienen las etiquetas de los alimentos debería ser consistente de uno a otro producto y de una marca a la otra, puedes hacer tu propia comparación y balancear lo que eliges. Muy pocos alimentos proporcionan un 100% de un solo dato sobre nutrición, por lo tanto, los porcentajes de valores en los paquetes pueden ayudarte a tomar decisiones inteligentes sobre tu nutrición. Como siempre, si necesitas información adicional sobre como desarrollar tu propio plan alimenticio, el mejor lugar para empezar es con tu médico y/o dietista.

Preguntas Comunes

1. **He visto varias veces la abreviación DR en pamfletos informativos. Qué es DR, y por qué debo ver uno?**

   DR es la abreviación para un Dietista Registrado. Ahora, no pienses de un DR como el "policía alimenticio," pero más bien como un consejero personal sobre nutrición. En pocas palabras, DRs son personas entrenadas para analizar cómo tu cuerpo utiliza los alimentos y, con esa información, pueden ofrecer consejos prácticos de cómo mantener tu plan dietético individual y controlar tu nivel de azúcar en la sangre. Tu DR puede ayudarte a planear comidas tentadoras, ayudarte con datos sobre cómo lograr que las comidas blandas se conviertan en "deliciosas," determinar cúal es tu meta calórica diaria, y contestar cualquier pregunta relacionada con comidas. Mantenerte en contacto con tu dietista te ayudará a estar al tanto de las más importantes recomendaciones sobre nutrición. Tu médico o centro médico local podrán recomendar un DR.

2. **Podré salir con mis amigos de vez en cuando a tomarme una cerveza?**

   La mayoría de las personas que tienen diabetes no tienen que dejar de consumir alcohol, pero recuerda MODERACIÓN ES EL SECRETO. La ADA indica que un trago es igual a 5-onzas de vino, una cerveza ligera de 12-onzas, o 1-1/2 onzas de alcohol destilado de 80%. La ADA generalmente permite dos tragos diarios para hombres y un trago diario para mujeres. Siempre debes averiguar qué contiene tu trago. Por ejemplo: la piña colada y otras bebidas que contienen ron y las bebidas con jugos de fruta son muy altos en azúcares, y pueden afectar el nivel de azúcar en tu sangre más que una cerveza o un vino. Asegurate de comer algo cuando estás tomando un trago, por que el alcohol no cambia a glucosa, por lo tanto es muy fácil desarrollar hipoglucemia.

3. **Qué vitaminas debo tomar para ayudarme a controlar la diabetes?**

   Necesitamos hacer más estudios sobre este tema, pero muchos médicos creen que una persona con diabetes que come una variedad de frutas, verduras, y carnes todos los días no debería tener que complementar su dieta con vitaminas. Si decides tomar un suplemento consulta tu médico o tu DR antes de añadir estos a tu plan alimenticio.

4. **Es verdad que el perder peso puede ayudarme?**

   Cómo no nos va a ayudar a casí todos?! No solamente estar cerca de nuestro peso ideal ayuda a nuestra presión arterial y niveles de grasa en la sangre, reduciendo el riesgo de una enfermedad cardíaca, si no que también disminuye el riesgo de los estragos que causa la insulina en nuestro cuerpo. El mejor beneficio de mantener control sobre la balanza es la habilidad de poder eliminar o disminuir los medicamentos. Porqué no tratar de lograr que nuestra meta personal sea la de llegar a nuestro peso ideal?

5. **Nicole, con un horario tan exigente como es el de ser Miss America, cómo lograstes mantener tu plan de dieta?**

   Exigente, lo dices y no lo sabes. Durante mi reino como Miss America, tuve que comprometerme a hacerme un examen de glucosa a menudo para mantener el control sobre mi diabetes. Honestamente, todavía es difícil para mí, y muchas veces no tengo ganas de hacerlo, pero se que es necesario para mantenerme viva y mantener mi estilo de vida agitado. Llevo mi equipo de examen en mis valijas y en mi automóvil. Eso me evita problemas, porque siempre lo tengo a mano. Utilizo una bomba de insulina que me ayuda muchísimo. En referencia a mi plan de dieta, he aprendido que no tengo que mantener un régimen estricto. En los restaurantes se puede pedir distintas combinaciones de las comidas que uno desea. También hago ejercicios, cuando tengo tiempo, ya sea en los almacenes grandes o en las escaleras en los hoteles.

6. **Qué comidas puedo utilizar libremente?**

   Bueno, el sentarse frente a una televisión con una caja de chocolates no está dentro del plan—esto es lo mismo para todas las personas que quieren mantener su salud! Si, yo se que es difícil mantenernos en curso, especialmente si vemos personas alrededor de nosotros que comen cualquier cosa y todo lo que se les antoje. Puedes permitirte ciertos lujos. Sin embargo, cuál es mi palabra favorita? MODERACIÓN. Eso quiere decir practicar control sobre las porciones (consulta la tabla sobre porciones en la página 8) y estar alertas sobre lo que comemos durante el día. Si comemos bien (traducción: dentro de los límites de cada uno) durante el día, entonces quizás podamos permitirnos un pequeño premio a la hora de la cena . . . y quiero decir muy pequeño. Es fácil ser creativo con un plan alimenticio. Cuando veas las recetas en este libro, observarás que comer saludable no tiene que ser aburrido. Y, antes de que te des cuenta, te sentirás feliz de haberte comprometido a comer saludable—y de estar vivo!

7. **Son todas las grasas iguales? Por favor ayudame a poner fin a esta confusión!**

   No, todas las grasas *NO son iguales,* ni son todas dañinas! En realidad, porciones pequeñas de algunas grasas pueden ser beneficiosas. Por ejemplo, las grasas que se encuentran en las nueces como almendras, pistachos, maní, y pepita de marañón "cashew," y también avocado, aceitunas y aceite canola, son denominadas mono-saturadas. Se cree que estas grasas elevan los niveles de Lipoproteína de alta densidad "HDL" o colesterol bueno y rebajan los niveles de Lipoproteína de baja densidad "LDL" o colesterol malo. Los que también son saludables son las grasas poli-saturadas. Estas se encuentran primordialmente en los aceites vegetales, y se cree también que elevan los niveles del HDL y rebajan los niveles del LDL. Vas a querer limitar la cantidad de grasas saturadas (sólidos), como los que se encuentran en las grasas de las carnes, manteca, y, perdonénme, tocino. Este tipo de grasa muy a menudo causa la elevación del colesterol. De acuerdo con la ADA, un plan de dieta saludable incluye menos del 30% de calorías de grasa con menos de 10% de éstas derivadas de grasa saturada.

8. **Nicole, qué recomiendas darle a los niños para ayudarlos a lidiar con sus amigos, familiares, y otros que no entienden esta enfermedad?**
A menos que alguien viva con la condición, no puede comprender completamente los efectos psicológicos, emocionales, y físicos de la enfermedad. Siempre habrá personas que no pueden comprender qué es diabetes, por lo tanto no sufran por ésto. Una de las claves para superar el sentido de aislamiento es unirse a un grupo con muchachos de la misma edad quienes sufren de diabetes o que confrontan un reto parecido. Pertenecer a un buen grupo de apoyo es la mejor forma de superar los problemas del control y cuidado de la diabetes.

9. **Qué debo hacer si me encuentro en una situación en donde no tengo mi insulina?**
Buena pregunta! En donde vivo, en el Sur de la Florida, las tempestades pueden causar apagones por varios días. Se recomienda que debemos tener material para una emergencia siempre a mano y listo para ser utilizado. Todos deberíamos también tener estos materiales, no importa donde vivamos. La insulina dura (en temperatura ambiente) por lo menos por un mes, pero si se expone a luz directa, congelamiento o extremas condiciones de calor, puede perder su efectividad. Si estás trabajando más de lo normal y no comes como es debido, debes chequear tu glucosa cuidadosamente, y ajustar la dosis de insulina. Hay un libro llamado "*Planning Your Diabetes Care During Disaster Conditions*" preparado por la Asociación de Educadores de Diabetes del Garden State. Ofrece datos y consejos en caso de que te encuentres en un dilema. Para ordenar una copia de este libro, ponte en contacto con Becton Dickinson, Productos del Consumidor, al teléfono 1-800-237-4554.

10. **No debo comer comidas dulces por el resto de mi vida?**
No del todo! No tienes que decir no a un pedazo pequeño de pastel de cumpleaños de chocolate. Solamente ajusta tu dieta comiendo menos pan ese día y quizás caminando alrededor de la manzana, como una forma de ejercicio. Básicamente, si comes mucho azúcar—o CUALQUIER otra comida que contiene carbohidrato, aún si es pasta o papas-el nivel de glucosa en tu sangre será más alto. El azúcar contiene calorías "vacías," aquellas sin vitaminas, minerales, o fibra, que no te ayudan para nada, y causan que subas de peso. En vez de utilizar grandes cantidades de azúcar en tu comida, experimenta con distin-

tos jugos de fruta, especias y sazones, o quizás puré de manzana. Generalmente, se permiten pequeñas cantidades de azúcar, pero si estás tratando de comer menos calorías, el endulzador artificial puede ayudar a satisfacer tu deseo de algo dulce. Consulta la información en las páginas 10 al 12.

11. Si como lo mismo todos los días, no podría controlar más fácilmente mi glucosa?

Sí, pero puedes decir "aburrido"? Todos nosotros necesitamos variedad, y verdaderamente, *las comidas* también pueden ser nutritivas. Experimenta con las diferentes comidas. Chequea el nivel de tu glucosa como una hora después de que comas, y así averiguarás como te afectan las distintas comidas. Tu DR puede preparar los planes de comida que te ayudarán a mantenerte saludable y libre del aburrimiento que causa el mismo tipo de comida.

12. Cómo puedo eliminar la grasa de mi dieta?

He aquí algunos datos que pueden ser fácilmente incluidos en tu programa. Primero, trata de eliminar comidas fritas. Escoge carnes sin grasa y vegetales al horno, a la parrilla o asados. Sofríe con mucha sazón y un poquito de aceite. Utiliza aceites canola u oliva en vez de manteca. Y he aquí lo más fácil de todo: Utiliza comidas bajas en grasa o sin grasa en vez de comidas regulares. Eso no es tan difícil, verdad?

13. Pronto tendré que participar en una reunión familiar. Que hago si como de más?

Ponte las zapatillas y a caminar, Amigo! Literalmente. Asumiendo que tu doctor te ha dado el visto bueno para hacer ejercicios, amarrate las zapatillas y sale a caminar. No quiero decir que debes hacerlo pausadamente. Hazlo vigorosamente, si tu médico lo aprueba! Y, ya que lo estás haciendo, invita a otra persona para que te acompañe. Hacer ejercicios con un amigo es mucho más placentero, y, puede ser, que no eres el único que ha comido demasiado y necesita una caminata alrededor de la manzana . Aún si no has comido demasiado, (y todos lo hacemos de vez en cuando), una o dos caminatas al día, contribuirán a rebajar el nivel de glucosa en la sangre.

14. Cuál es la diferencia entre hipo y hiperglucemia?

Es muy importante conocer la diferencia entre estas dos, porque el tratamiento es diferente. Hipoglucemia es cuando el nivel de azúcar en la sangre está muy bajo. La causa de ésto es ingerir alcohol, demasiada insulina, o no comer lo suficiente. Los síntomas pueden incluir sudor, pálidez, perder la capacidad de poner atención, y sentir una sensación de comezón alrededor de la boca. Si esto ocurre, tome rápidamente alguna bebida azucarada, como soda o jugo, o come un pedazo de pastilla. Hiperglucemia es cuando uno tiene mucha glucosa (azúcar) en la sangre. Es el resultado de muy poca insulina, comer demasiado, y estar estresado. Las indicaciones de ésto, incluyen cansancio, sed excesiva, el orinar frecuentemente, trastornos estomacales, y un olor a fruta en el aliento. El tratamiento consiste en tomar una dosis adicional de insulina, o comer menos. Los casos más serios requieren de atención médica inmediata.

Datos sobre Porciones

Que tienen en común una bola de tenis, un bombillo, y un "mouse" de computadora? Sigue leyendo y te darás cuenta.

Existe en realidad una gran diferencia si comes un poquito más de lo que indica tu plan de dieta? Tu puedes pensar que una onza extra de algo aquí y allá no te afectará, pero pon a un lado ese tenedor, porque sí *representa* una gran diferencia. Esas calorías extras se suman, permite que subas de peso y hace que sea mucho más difícil controlar la diabetes. Es aquí donde se ve la diferencia—en el control de las porciones.

Yo no espero que alguien ande por allí con una pesa de comidas. Por lo tanto, he aquí dos formas fáciles de medir las comidas:

- Prueba esto con frutas y vegetales: En el supermercado sección de productos agrícolas, recoge en tus manos pedazos pequeños, medianos y grandes de fruta y trata de medir cuanto pesa cada pedazo, entonces, ponlos en la pesa del supermercado. Qué tan cerca estás al peso actual? Después de hacer esto varias veces, podrás estimar cual es el peso de muchas de las frutas y vegetales. Este es el comienzo del control de porciones!

- Quizás quieras saber cómo se ve una taza de leche bajo-en-grasa. Siempre tendrás que utilizar una taza de medir? No que va! Simplemente mide una taza de cualquier líquido en una taza de medir, entonces vierte el líquido dentro de uno de tus vasos regulares. Marca o memoriza donde llega el líquido. Es fácil! Este método puede ser aplicado a casí cualquier cosa, desde cuánto cereal debes poner en un tazón hasta cuánto aceite debes poner en tu sartén. Es siempre bueno saber qué es lo que estas ingiriendo.

Cuando comas fuera de tu casa, el control de las porciones puede ser un poco difícil. Si vas a un restaurante que sirve porciones grandes, entonces comparte tu comida con tu compañero, o, mejor todavía, en el momento que tu comida llega a la mesa, pon al lado la mitad para llevártelo a la casa para la merienda o cena de otro día. Ahora para la parte que toca a la bola de tenis, el bombillo, y el "mouse" de computadora. Esta es una lista que utiliza objetos del diario vivir para compararlas con porciones de comidas:

2 cucharadas de aderezo para ensalada	=	cúbito de hielo
3 onzas de carne	=	juego de barajas
1 Manzana mediana	=	a pelota de tenis
1 Papa mediana	=	"mouse" de computadora
1 Cebolla mediana	=	a pelota de béisbol
1 taza de frutas	=	a naranja mediana
1 onza de carne	=	a cajita de fósforos
1/2 taza de pasta	=	a bola de helado
1 onza de pan	=	portador de disco "CD"
1 taza de bróculi	=	bombillo
2 cucharadas de mantequilla de maní	=	a pelota de golf
1 onza de queso	=	domino

Despúes que practicar esto, tu podrás determinar el tamaño de tus porciones solamente con mirarlas. En realidad no es tan difícil. Y, hablando de barajas, pelotas, y dominós, puedes hasta convertirlo en un juego! Y, el ganador? eres tú, por supuesto!

El Arte de Intercambiar Comidas

Bueno, tienes que hacer ajustes en tu forma de comer. Quiere esto decir que tienes que dejar de comer comidas sabrosas? No, claro que no! Cambiando de lo tradicional de tus comidas favoritas a comidas bajas en grasa puede ser fácil, y apuesto a que ya estás utilizando algunas de las comidas bajas en caloría. Continúa con esto, y utiliza esta guía inteligente para ayudarte a usar comidas más saludables sin perder el sabor que tanto te gusta.

El sustituir comidas, bajas-en-calorías, es solamente un paso hac(a el comer más saludable, pero hay varias formas en que podemos preparar o cocinar los alimentos que pueden hacer que sean mejores para nosotros. He aquí algunas ideas:

En vez de	Prueba esto
Queso lleno en grasas	Queso bajo—o reducido en grasa, o un queso de sabor fuerte (con estos puedes utilizar la mitad de lo que pide la receta)
Chips de maíz o patata fritas	Tortillas o hojuelas de patatas al horno, o "pretzels"
Crema pesada	Leche evaporada descremada
"Croissants"	"Bagels," pan de pita
Huevos	Sustituto de huevos, claras de huevo
Carne Molida	Carne Molida bajo-en-grasa, pechuga de pavo molido
Helado	Sorbete, yogur congelado, helado bajo-en-calorías
Crema agria	Crema agria baja-en-grasa o yogur simple
Leche entera	Leche baja-en-grasa o de 1%

- En vez de freír o sofreír, prueba cocinarlo al horno, al vapor, a fuego lento, asado, o a la parrilla. Estos métodos verdaderamente rebajan la grasa.

- Utiliza sartenes y ollas de teflón, porque requieren menos grasa para que las comidas no se adhieran a la sartén.

- Agrega un poquito de jugo cítrico-limón amarillo, limón verde, o naranja—a las salsas para ensaladas para darles un brío sin las correspondientes calorías.

- Con quesos de sabor fuerte como Roquefort, Parmesano, y Romano, simplemente utiliza la mitad de lo que pide la receta; un poquito de éstos llena el plato!

- si estas limitando tu colesterol dietético, los huevos pueden ser parte del plan, pero con moderación. Dos claras de huevo equivalen a un huevo entero, y también hay muy buenos sustitutos de huevos en la sección de huevos del supermercado. Puedes probar estos.

- Cuando comas en casa o comas afuera, pon atención a lo que tomas! Toma agua, te frío sin azúcar, o agua con burbujas sin azúcar, en vez de bebidas suaves, jugos de fruta que contienen azúcar, o batidos de leche. Un pedazo de limón puede añadir vigor a tu agua o te frío, también.

- En los restaurantes, escoge vegetales a vapor en vez de platos llenos de grasa, y pide los aderezos, salsas, y condimentos (bajos-en-caloría o bajos-en-grasa) cuando sea posible, a un lado, para que puedas controlar la cantidad que ingieres.

Yo se que no vas a hacer todos estos cambios de la noche a la mañana, pero pasado un tiempo y con un poco de práctica, no tendrás problemas en preparar comidas que saben bien y que son buenos para tí. Te lo aseguro!

Azúcar y Endulzador Artificial

Uno de los primeros pensamientos que pasa por la mente de una persona después de ser diagnosticado con diabetes es, "Oh, no! Yo no puedo nunca más tomar algo dulce!" Bueno, eso era lo que se pensaba hace unos años, cuando los doctores creían que el azúcar de mesa regular (sucrosa) hacía que el nivel de azúcar en la sangre subiera hasta el techo.

Por ende, la llegada del endulzador artificial, junto con su disponibilidad comercial llevo a una cantidad de preguntas y preocupaciones, tales como "Puedo hornear con ellas?" y "Son mejores para mi que azúcar?" Me gusta llamar al endulzador "libre" por que endulza nuestra comida sin añadir calorías o subir el nivel de glucosa en la sangre.

Antes de explicarles más sobre el endulzador artificial, deberían saber que gracias a estudios intensivos la American Diabetes Association cambió sus recomendaciones sobre nutrición en 1994 e informó que el azúcar no afecta el nivel de glucosa en la sangre de una manera muy diferente a cualquier carbohidrato.

Ahora, no vayas corriendo a comerte una barra grande de pastilla. El informe de la ADA indicó que el azúcar sí se puede incluir en el plan de dieta de una comida para personas con diabetes, por un dietista, con la salvedad de que el azúcar no debe ser considerado como una "comida libre." El azúcar cuenta como un carbohidrato y debe ser, por lo tanto, sustituido por un alimento que contiene carbohidrato. Y, ya que las calorías de azúcar son calorías "vacías," es preferible escoger un carbohidrato que sea de valor nutritivo. *Es por ello—que podemos* comer azúcar —con moderación.

Ya que las personas con diabetes todavía utilizan endulzador artificial, hablemos sobre cuatro de estos que han sido aprobados por la ADA y la Food and Drug Administration:

1. Aunque ha habido un debate sobre su uso desde los principios de 1900, **saccharina** es el endulzador más común utilizado en los Estados Unidos. Con un sabor mucho más dulce que azúcar, la sacharina, que se encuentra en Sweet 'N Low®, es buena en bebidas calientes o frías.

2. **Aspartame,** conocido también como NutraSweet® y Equal®, fue descubierto en 1965. Reacciones leves tales como dolores de cabeza, y mareos han sido reportados como causa del uso de aspartame, y las personas que sufren de PKU (phenylketonuria, o una forma rara de una una enfermedad genética) deben abstenerse de utilizar cualquier comida que lo contenga. Aspartame tiende a perder su sabor dulce cuando es calentado por períodos largos. Por lo tanto, cuando sea posible, no se debe añadir a nada que vayamos a hornear hasta el final del cocimiento. También puede ser regado por encima del alimento después de sacarlo de la calor.

3. Acesulfame-K, también conocido como **acesulfame potassium,** se vende bajo el nombre de Sweet One®. Descubierto en 1967, este endulzador es 200 veces más dulce que el azúcar. Sweet One® contiene 1 gramo de carbohidrato. Acesulfame-K puede ser utilizado para hornear, pero cambia la contextura de la comida cocinada demonstrando una marcada diferencia con aquellos que son hechos con azúcar.

4. **Sucralose** es 600 veces más dulce que azúcar. Este endulzador, conocido con la marca Splenda®, es hecho de azúcar y contiene carbohidratos. Las personas han podido cocinar y hornear con este producto con buenos resultados, y puede también ser añadido directamente a los alimentos.

Más adelante se incluye una lista que convierte las medidas de azúcar a la cantidad de paquetes de endulzador que no contienen calorías. Muchas de las recetas en este libro son buenas ya sea con azúcar o con endulzador artificial. Sin embargo, favor de notar que ya que el azúcar es importante al volumen o contextura de casí todos los productos horneados, podrás encontrar que puedes reemplazar solamente la mitad de azúcar que es indicado para las recetas de los productos horneados con un sustituto apropiado de azúcar. Experimenta y llegarás a tu propia conclusión. **No te olvides: La moderación en el uso de azúcar está aprobado por la ADA en la mayoría de los planes de comida para personas con diabetis; utiliza el que sea mejor para tu plan individual.**

Cantidad de Azúcar		Equivalente en Paquetes de Endulzador
2 cucharaditas	=	1 paquete
1 cucharada	=	1-1/2 paquete
1/4 taza	=	6 paquetes
1/3 taza	=	8 paquetes
1/2 taza	=	12 paquetes
3/4 taza	=	18 paquetes
1 taza	=	24 paquetes
1 libra	=	57 paquetes

Recuerda que cada uno de nosotros tiene reacción distinta al endulzador artificial, por lo tanto, discute los usos con tu médico o dietista, y utiliza el que funciona mejor para tí. Y, ya sea que decidas utilizar azúcar o endulzador artificial—o una combinación de ambas—examina los niveles de glucosa en tu sangre después de cada dulce que comas, para poder determinar su efecto en tu organismo. Además, pregúntale a tu médico sobre el aumento de insulina en esos momentos cuando sabes que vas a consumir dulces. Nuestra meta al comer dulces debería ser la de asegurarnos de que sean aprobados por nuestro médico o dietista y que sean lo más nutritivos que puedan ser.

Entienda el Sodio

Sabías que nuestro cuerpo requiere solamente unos 220 mg de sodio (sal) por día. Sin embargo, el Norteaméricano, promedio, ingiere casi 5,000 mg por día? Vaya! Si nos gusta nuestra sal? La American Diabetes Association recomienda que las personas con diabetes (y en la actualidad todos) debemos ingerir menos de 3,000 mg, y aquellos con hipertensión leve o moderada debemos ingerir menos de 2,400 mg por día.

No deberíamos eliminar completamente el sodio de nuestra dieta, porque nuestro cuerpo lo necesita para poder funcionar apropiadamente. Y, cuál es mi palabra favorita? MODERACIÓN! Muy poco de cualquier cosa no es bueno, y mucho tampoco es bueno. Una cantidad elevada de sodio puede subir la presión arterial, que en torno puede elevar la posibilidad de una enfermedad cardíaca o un derrame cerebral.

Entonces, quieres saber cómo debes sazonar tu comida sin añadir grandes cantidades de sodio? Eso es fácil! Con clavito de olor y dos dientes de ajo machacado, un poco de cebolla, y, por supuesto, hierbas frescas. Puede ser tan divertido experimentar con éstas, ya que las hierbas frescas se pueden conseguir casí siempre en la sección de productos agrícolas en los supermercados.

He aquí un truco simple para sazonar. Yo he estado utilizando, últimamente, caldo de pollo enlatado, bajo-en-grasa y bajo-en-sodio, en lugar de agua cuando hago arroz o pasta—o casí cualquier cosa que necesite un poco de líquido. Ten siempre en casa unas cuantas latas para ayudarte a sazonar casí cualquier cosa que cocines!

Una Nota sobre los Productos Empaquetados

Los tamaños de las comidas empaquetadas pueden variar de acuerdo con su marca. Generalmente, el tamaño indicado en estas recetas es tamaño mediano. Si no puedes encontrar el tamaño exacto de paquete que pide la receta, utiliza cualquier paquete que se asemeje lo más que puedas al tamaño indicado. Funcionará bastante bien en la receta. Pero, por favor, recuerda que el utilizar productos distintos puede alterar el análisis nutritivo de la receta. Experimenta con distintas marcas hasta que estés satisfecho.

Como indico en muchas partes en este libro, si es posible, siempre utiliza el ingrediente más ligero. Y, solamente porque el nombre de un producto incluye la palabra ligero (a) no necesariamente es así. Tienes que leer y saber que estás buscando en las etiquetas de los productos. (Ver: Entienda los Términos y Etiquetas de Paquetes (en la página 1). Es la mejor forma de verdaderamente aligerar tu dieta.

Bocadillos

Dip de Espinaca con Queso Parmesano

Porción: 1/4 taza, Total: 16 Porciones

2 paquetes (10 onzas c/u) de espinaca picada descongelada y escurrida

2 paquetes (8 onzas c/u) de queso crema reducido-en-grasa, ablandado

1/2 taza de queso Parmesano rayado (1 cucharada reservada para después)

1/3 taza mayonesa ligera

2 cucharadas jugo de limón fresco

1 cucharadita de ajo en polvo

1 lata (8 onzas) castañas de agua rebanadas, escurridas y picadas

1 Pre-caliente el horno a 350°F. Rocíe un molde para pastel de 9-pulgadas con rociador no-adherente.

2 En un tazón mediano, bata la espinaca, queso crema, queso Parmesano menos la cucharada reservada, la mayonesa, jugo de limón, y ajo en polvo hasta que estén bien combinados. Agregue las castañas, y vierta la mezcla dentro del molde.

3 Espolvoree la salsa con la cucharada de queso Parmesano reservado, cubra con papel aluminio y hornee por 15 minutos; quite el papel aluminio y hornee por 15 a 20 minutos más, o hasta que esté totalmente caliente. Sirva de inmediato.

Intercambios

1 Vegetal
2 Grasas

Calorías 114
  Calorías por Grasa . . 79
Total de Grasa . . . . . . .9 g
  Grasa Saturada . . . . . .5 g
Colesterol . . . . 25 mg
Sodio . . . . .248 mg
Carbohidrato . . . . .4 g
  Fibra Dietética . . . . . . .1 g
  Azúcares . . . . .2 g
Proteína . . . . .6 g

"Que combo—esta salsa va con cualquier cosa! Va bien con Tostaditas de Pita de Ajo (pág 29), rebanadas finas de tostadas de 'bagel,' vegetales frescos cortados."

Dip de Pimentones Rojos Asados

Porción: 1/4 taza, Total: 6 Porciones

1 envase (7 onzas) de pimentones rojos, asados, escurridos y secados

1 envase (16 onzas) de crema agria bajo-en-grasa

1 cucharada de albahaca fresca

1 diente de ajo

1/8 cucharadita de pimienta negra molida

1 Ponga todos los ingredientes en una licuadora y licue completamente. Sirva de inmediato, o ponga en la refrigeradora en un envase sellado hasta que vaya a servirlo.

Nota

Sirva con una variedad de verduras cortadas para comer con la salsa. Si desea asar sus propios pimentones, corte 3 pimentones (cualquier color) en pedazos de 1 pulgada. En un envase mediano, combine 2 cucharadas de aceite oliva y 1/4 cucharadita, cada uno de, ajo en polvo, cebolla en polvo, sal y pimienta. Agregue los pedazos de pimentones y cúbralos con la salsa. Póngalos en una cacerola para hornear de 9" × 13" y hornee en un horno pre-calentado a 450°F por 20 a 25 minutos, o hasta que los pimentones estén tiernos.

Intercambios
1/2 Carbohidrato
1 Grasa

Calorías 93
  Calorías por Grasa . . 58
Total de Grasa . . . . . . .6 g
  Grasa Saturada . . . . . .4 g
Colesterol . . . . 25 mg
Sodio . . . . .126 mg
Carbohidrato . . . . .6 g
  Fibra Dietética . . . . . . .0 g
  Azúcares . . . . .4 g
Proteína . . . . .5 g

"Manténte alerta sobre las porciones que comes, ya sea para picar, o como bocadillo en una fiesta coctel, o cena de gala. Aunque esta salsa es buenísima, demasiada salsa puede trastornar cualquier plan alimenticio. Recuerda, moderación es la palabra clave con cualquier tipo de alimentación saludable, pero especialmente para las personas como nosotros, con diabetes."

Dip de Limón–Dill-iciosa

Porción: 2 cucharadas, Total: 12 Porciones

1 taza de mayonesa ligera

1/2 taza de leche cortada

1 cucharadita de jugo de limón fresco

1 cucharada de abesón ("dill") fresco

1/2 cucharadita de ajo en polvo

1/4 cucharadita de pimienta negra molida

1/2 cucharadita de cáscara de limón rayada

1 En un tazón pequeño, mezcle con una batidora de mano todos lo ingredientes hasta que estén combinados. Sirva, o tape y ponga en la refrigeradora hasta que vaya a servirlo.

Datos para Servirlo

Limpie y cocine espárragos por unos minutos en el microondas, y ponga en la refrigeradora hasta que estén listo para comerlo con la salsa. Quizás quieras agregar un poco, también, a tu pescado o pollo a la parrilla.

Intercambios
1-1/2 Grasas

Calorías 71
  Calorías por Grasa . . 61
Total de Grasa . . . . . . .7 g
  Grasa Saturada . . . . . .1 g
Colesterol . . . . 7 mg
Sodio . . . . .171 mg
Carbohidrato . . . . . . .2 g
  Fibra Dietética . . . . . . .0 g
  Azúcares . . . . .1 g
Proteína . . . . .0 g

"Humus" para Amantes de Ajo

Porción: 1/4 tazas, Total: 10 Porciones

2 latas (15 onzas c/u) de garbanzos, enjuagados con 1/3 taza del líquido original reservado

3 dientes de ajo

2 cucharadas de jugo de limón fresco

2 cucharadas de aceite de oliva

1 cucharadita de comino molido

1 cucharadita de sal

1 Combine todos los ingredientes incluyendo la taza de líquido de garbanzos reservado, en un procesador de alimentos que ha sido equipado con su cortador de metal. Procese hasta que los ingredientes se tornen suaves y cremosos y no haya bolitas en la salsa, vierta la salsa en un tazón pequeño.

2 Sirva de inmediato, o tape y ponga en la refrigeradora hasta que lo vaya a servir.

Sabía Usted . . .

El garbanzo es tan importante para las personas en la India, Africa del Norte, y el Medio Oriente como es la papa para los Americanos? Es una comida tradicional que se come en formas diferentes. Este plato favorito del Medio Oriente es casí siempre servido con pan de pita en triángulos o galletitas de pan, pero las verduras frescas cortadas, tales como florecitas de brócoli y de coliflor y palitos de zanahorias, también van bien con esta salsa.

Intercambios
1 Fécula
1 Grasa

Calorías 122
  Calorías por Grasa . . 33
Total de Grasa . . . . . . .4 g
  Grasa Saturada . . . . . .1 g
Colesterol . . . . 0 mg
Sodio . . . . .403 mg
Carbohidrato . . . . . . .18 g
  Fibra Dietética . . . . . . .4 g
  Azúcares . . . . .2 g
Proteína . . . . .5 g

Salsa-Rápida

Porción: 1/4 tazas, Total: 10 Porciones

2 tomates maduros grandes, finamente picados

1/2 pimentón mediano verde, finamente picado

1 cebolla pequeña, finamente picada

1 cucharadita de salsa picante

1/4 cucharadita comino molido

2 cucharadas de cilantro fresco, picado

1 En un tazón mediano, combine todos los ingredientes; mezcle bien.

2 Tape y ponga la salsa en la refrigeradora por lo menos por 1 hora, o hasta que lo vaya a servir. (Esta salsa puede mantenerse hasta por 1 semana en la refrigeradora en un recipiente herméticamente cerrado.)

Intercambios
Libre

Calorías 13
 Calorías por Grasa . . . 1
Total de Grasa . . . . . . .0 g
 Grasa Saturada . . . . . .0 g
Colesterol . . . . 0 mg
Sodio . . . . .7 mg
Carbohidrato . . . . .3 g
 Fibra Dietética . . . . . . .1 g
 Azúcares . . . . .2 g
Proteína . . . . .0 g

"Esta receta favorita del Sur de la Frontera es ligera y suficientemente deliciosa para ponerle un vaivén en el caminar. Junto con verduras frescas y chips de tortillas, tendrá al grupo gritando, Ay caramba!"

Bistec Marinado con Nachos

Porción: 1/12 receta, Total: 12 Porciones

1/2 taza de jugo de limón

2 cucharadas de ajo, finamente picado

1 cucharada de orégano seco

1 cucharada de comino molido

1 cucharadita de sal

1 cucharada de pimienta negra molida

1 libra de costilla de res, sin hueso, sin grasa excesiva

1 paquete (14 onzas) de chips de tortillas al horno, sin grasa

1 taza (4 onzas) quesos "Colby" y "Jack" rayados y mezclados

2 tomates medianos, sin semillas y picados

3 cebollinas, finamente rebanadas

Intercambios

2 Féculas
1 Carne Magro
1/2 Grasa

Calorías 226	
Calorías por Grasa . . 62	
Total de Grasa . . . . . . .7 g	
Grasa Saturada . . . . . .3 g	
Colesterol . . . . 26 mg	
Sodio . . . . .312 mg	
Carbohidrato . . . . . . .30 g	
Fibra Dietética . . . . . . .5 g	
Azúcares . . . . .1 g	
Proteína . . . . .13 g	

1 En un molde para hornear de 9" × 13", combine el jugo de limón, ajo, orégano, comino, sal, y pimienta. Agregue la carne, dando vuelta para cubrir completamente. Tape y deje marinar en la refrigeradora por 30 minutos.

2 Pre-caliente la parrilla. Ponga la carne en un molde de hornear con bordes, descartando la salsa con que se adobó. Ase la carne por 8 a 9 minutos de cada lado hasta que se cocine a término medio, o al término deseado. Deje enfriar por 10 minutos. Ponga en una tabla de cortar y rebane contra veta en tajadas delgadas, y después corte en pedazos de 1-pulgada. Reduzca la temperatura del horno a 350°F.

3 Ponga los chips de tortillas en dos moldes para hornear con bordes, coloque encima la carne, y después el queso. Hornee por 5 a 6 minutos, o hasta que el queso se derrita. Saque del horno y sirva en una bandeja. Si desea puede adornarlo con los tomates y la cebollina. Sirva de inmediato.

"La foto en la portada opuesta indica que tan tentador se ve este plato cuando sale del horno. (A veces hasta le agrego jalapeños por encima.) No te da ganas de comerlo ahora mismo."

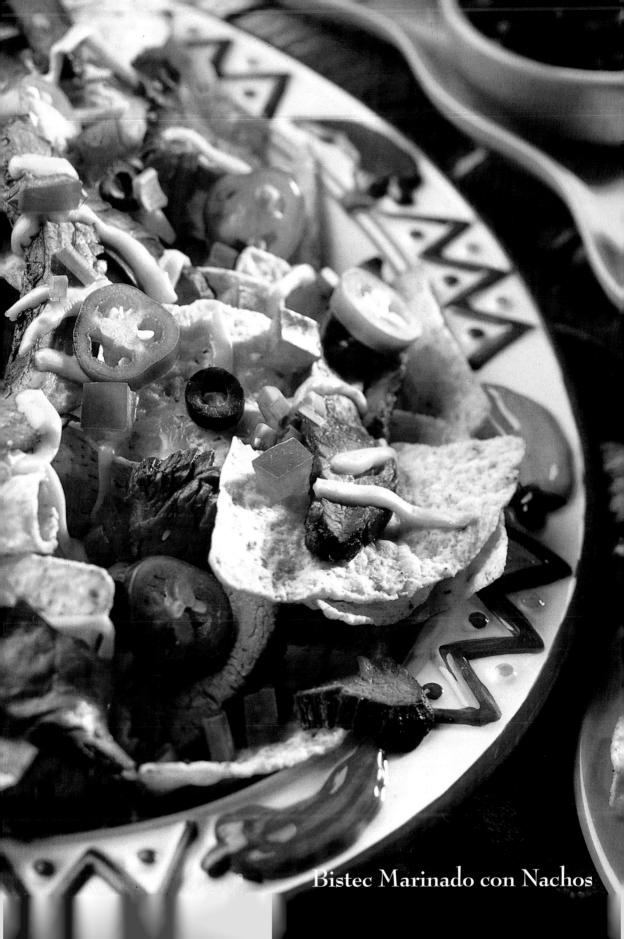

Bistec Marinado con Nachos

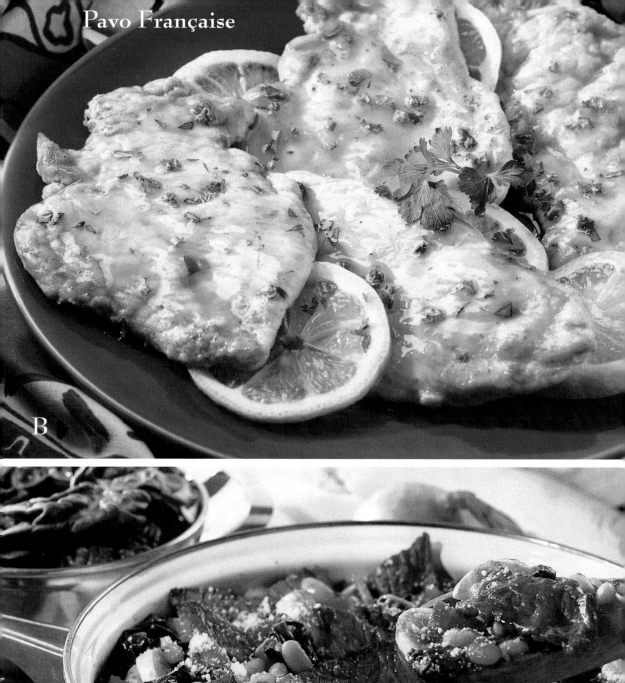

Pavo Française

B

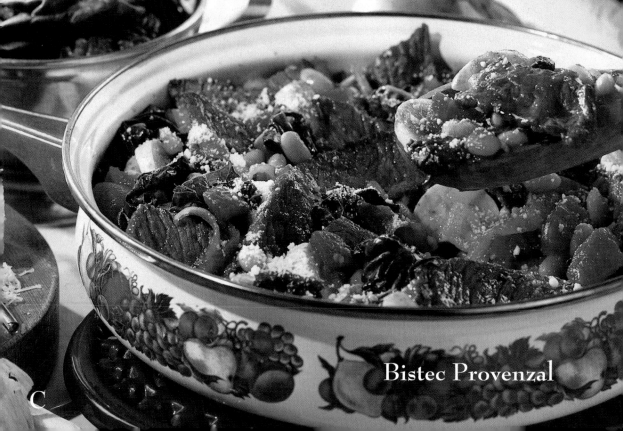

Bistec Provenzal

C

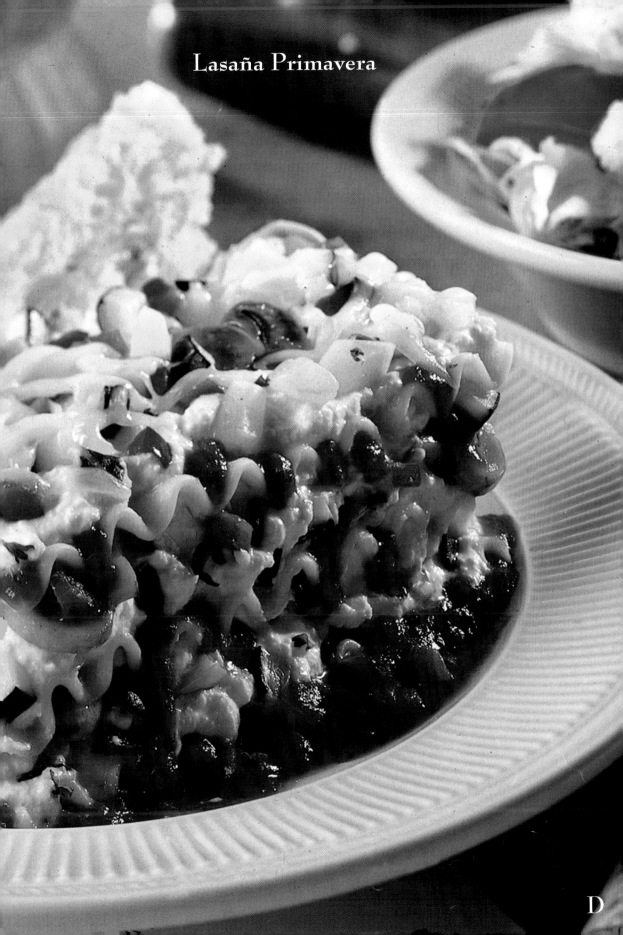

Lasaña Primavera

D

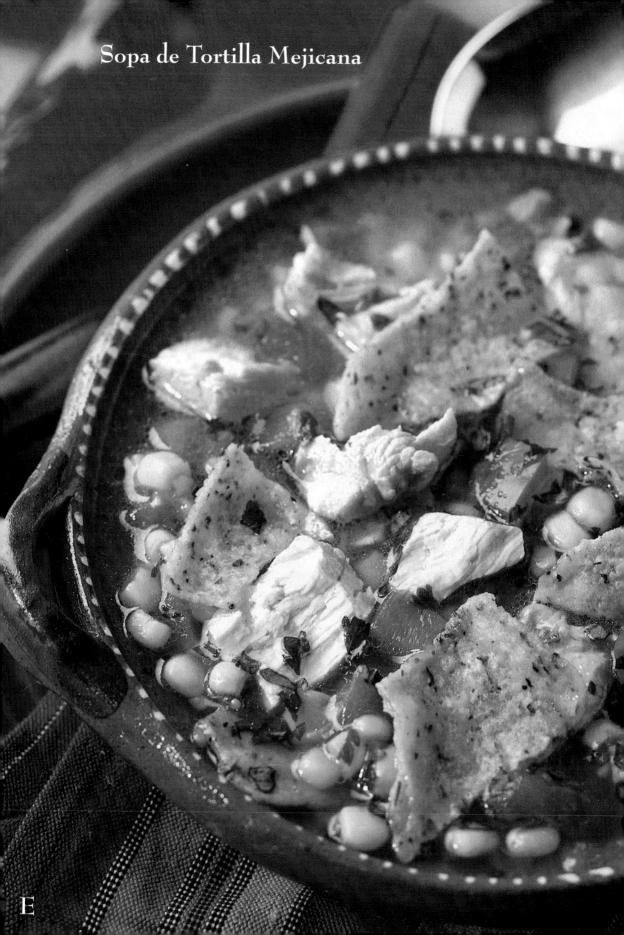

Sopa de Tortilla Mejicana

Rollitos Asiáticos

Porción: 2 rollitos, Total: 10 Porciones

3/4 libra de pechuga de pollo cocido, despellejado, deshuesado y desmenuzado

1/4 libra de brote tierno de la soja

1/2 cabeza pequeña de Napa o repollo Chino, desmenuzado (casi 3 tazas)

1 zanahoria mediana, rayada (casi 1 taza)

6 cebollinas, finamente rebanadas

1/4 taza de vinagre blanco

3 cucharadas de aceite canola

2 cucharadas de salsa china ligera

1 cucharada de aceite de ajonjolí

2 dientes de ajo, finamente picados

2 cucharadita de jengibre en polvo

1/2 cucharadita de pimienta negra molida

1 a 2 cabezas de lechuga "Bibb," separada para obtener 20 hojas

1. En un tazón grande, combine el pollo, el brote tierno de la soja, repollo, zanahoria, y cebollina; mezcle bien.

2. En un envase pequeño, combine vinagre, aceite canola, salsa china, aceite de ajonjolí, ajo, jengibre, y pimienta; mezcle bien y vierta sobre la mezcla del repollo. Mezcle bien hasta que cubra todo el repollo.

3. Con una cuchara vierta la mezcla de pollo, en cantidades iguales, en el centro de cada hoja de lechuga y doble en forma de sobre. Ponga boca abajo en una bandeja.

Intercambios

1 Carne Magro   1 Grasa
1 Vegetal

Calorías 123	
Calorías por Grasa . . 62	
Total de Grasa . . . . . . .7 g	
Grasa Saturada . . . . . .1 g	
Colesterol . . . . 29 mg	
Sodio . . . . .154 mg	
Carbohidrato . . . . . . .4 g	
Fibra Dietética . . . . . . .2 g	
Azúcares . . . . .2 g	
Proteína . . . . .12 g	

"Para su próxima fiesta, porqué no servir un poco de diversión poniendo la mezcla del pollo y las hojas de lechuga en la mesa para que cada uno se sirva y haga su propio rollo? No solamente le ganará tiempo, sino que le dará al grupo la oportunidad de participar en la acción."

Chips de Pizza de Berenjena

Porción: 3 hojuelas, Total: 8 Porciones

2 huevos

1 cucharada de agua

1/4 cucharadita de pimienta negra molida

1-1/4 tazas de pan molido de sabor italiano

1 berenjena grande, pelada y cortada en rebanadas de 1/4 pulgada

Rociador no-adherente

2 tazas de salsa de espagueti ligero (ver abajo)

1 taza (4 onzas) queso mozzarella descremada desmenuzada (ver abajo)

1. Pre-caliente el horno a 350°F. En un plato llano, bata los huevos con el agua y la pimienta. Ponga el pan molido en otro plato llano. Cubra un molde para hornear con papel aluminio y rocíe con rociador no-adherente; ponga a un lado.

2. Sumerja cada rebanada de berenjena en la mezcla de huevo, pase por el pan molido, cubriéndola completamente. Coloque cada rebanada de berenjena en la plancha de hornear separadamente, y rocíela con rociador no-adherente. Hornee por 15 minutos, dele vuelta a las rebanadas de berenjena y rocíe con rocío no adherente, hornee por 15 minutos más.

3. Saque el molde del horno y agregue a cada rebanada una cucharada de salsa de espagueti. Póngale equitativamente el queso mozzarella y regrese el molde al horno por 4 a 5 minutos adicionales, o hasta que la salsa haga burbujas y el queso se derrita.

Intercambios
1 Fécula
1 Carne Magro
1 Vegetal

Calorías 163
  Calorías por Grasa . . 41
Total de Grasa . . . . . . .5 g
  Grasa Saturada . . . . . .2 g
Colesterol . . . . 61 mg
Sodio . . . . .664 mg
Carbohidrato . . . . . . .22 g
  Fibra Dietética . . . . . .4 g
  Azúcares . . . . .7 g
Proteína . . . . .9 g

"Puedes sustituir otros tipos de queso, si lo deseas, y si quieres puedes servirlo 'desnudo.' Solamente omite la salsa para espagueti."

Bolitas de Carne Picante y Glaseadas

Porción: 3 bolitas, Total: 8 Porciones

1 libra de pechuga de pavo molido, extra magro

1 cebolla pequeña, finamente picada

1/2 pimentón verde mediano, finamente picado

1/4 taza cereal de trigo desmenuzado, bien molido

2 claras de huevo

1/2 cucharadita de ajo en polvo

1/4 cucharadita de pimienta roja molida

1/2 cucharadita de sal

1/4 cucharadita de pimienta negra molida

1 cucharada aceite canola

1/4 taza de jalea de ají jalapeño derretida

1 En un tazón mediano, combine el pavo, cebolla, pimentón, cereal, claras de huevo, ajo en polvo, pimienta roja, sal, y pimienta negra. Haga 24 bolitas de 1-pulgada cada uno.

2 Caliente el aceite en una sartén grande sobre fuego medio. Agregue las bolitas, tape, y cocine por 8 a 10 minutos, o hasta que no se vea lo rosado, revolviendo de vez en cuando hasta que estén doradas en todos los lados.

3 En un tazón grande, combine las bolitas y la jalea de ají jalapeño derretida, dando vuelta para cubrirlos completamente. Sirva de inmediato poniendo individualmente en platos, si es para aperitivo, o en una bandeja con palillos si se va a servir como bocadillo.

Sabías que . . .

Existe una diferencia entre pechuga de pavo molido y pavo molido regular? La pechuga de pavo generalmente tiene menos grasa y colesterol. Por lo tanto debes leer la etiqueta del paquete cuidadosamente antes de decidir cual vas a comprar.

Intercambios

1/2 Carbohidrato
2 Carnes Muy Magro

Calorías 115
  Calorías por Grasa . . 20
Total de Grasa . . . . . . .2 g
  Grasa Saturada . . . . . .0 g
Colesterol . . . . 35 mg
Sodio . . . . .200 mg
Carbohidrato . . . . . . .8 g
  Fibra Dietética . . . . . . .0 g
  Azúcares . . . . .6 g
Proteína . . . . .15 g

Tiras de Pollo con Cebolla

Porción: 3 tiernos, Total: 8 Porciones

1/2 taza de salsa picante cayenne

2 tazas de cebolla frita al estilo Francés (gruesamente molido)

1-1/2 libras de pechuga de pollo despellejado y deshuesado, cortado en 24 tiras

Rociador no-adherente

1 Pre-caliente el horno a 450°F. Rocíe dos bandejas de hornear con rociador no-adherente.

2 Ponga la salsa picante y la cebolla frita, cada uno en recipientes pequeños. Pase los pedazos de pollo por la salsa picante, y después por la cebolla frita, cubriendo cada pedazo de pollo completamente.

3 Ponga los pedazos de pollo en la bandejas de hornear y rocíe la parte de arriba del pollo con el rociador no-adherente. Hornee por 10 a 12 minutos o hasta que no quede muestras de rosado en el pollo. Sirva de inmediato.

Intercambios

1/2 Fécula
3 Carnes Muy Magro

Calorías 196
  Calorías por Grasa . . 84
Total de Grasa . . . . . . .9 g
  Grasa Saturada . . . . . .3 g
Colesterol . . . . 51 mg
Sodio . . . . .255 mg
Carbohidrato . . . . .6 g
  Fibra Dietética . . . . . . .0 g
  Azúcares . . . . .0 g
Proteína . . . . .20 g

"Nada de huesos sobre esto. Esta es la comida perfecta para picar, con mucho sabor, cuando tú y tus amigos se reúnen para ver un juego en la televisión. Pero, (limpiate bien las manos antes de tomar el control remoto)."

"Costillitas" de Pollo

Porción: 2-1/2 onzas (3 a 4 pedazos), Total: 12 Porciones

1 lata (10-12 onzas) de caldo de carne de res condensado

1/4 taza de ketchup

1/4 taza de miel de abeja

1/4 taza de salsa china ligera

4 dientes de ajo, finamente picados

1/8 cucharadita de extracto de colorante rojo para comida

2 libras de muslo de pollo, deshuesado y despellejado, cortado en tiras

1 En un tazón grande, combine todos los ingredientes. Tape y ponga en la refrigeradora durante toda una noche, o por lo menos por 4 horas.

2 Pre-caliente el horno a 450°F. Cubra una bandeja de hornear con bordes con papel aluminio. Ponga las tiras de pollo en la bandeja de hornear, botando la salsa de marinar que queda.

3 Hornee el pollo por 10 minutos, dele vuelta y hornee por 8 a 10 minutos más, o hasta que no quede muestras de rosado en el pollo y estén glaseados. Sirva de inmediato.

Intercambios
3 Carnes Muy Magro

Calorías 106
  Calorías por Grasa . . 18
Total de Grasa . . . . . . .2 g
  Grasa Saturada . . . . . .1 g
Colesterol . . . . 46 mg
Sodio . . . . .214 mg
Carbohidrato . . . . . . .4 g
  Fibra Dietética . . . . . . .0 g
  Azúcares . . . . .4 g
Proteína . . . . .17 g

Almejas al Casino

Porción: 4 almejas, Total: 6 Porciones

1/4 libra de tocino crudo

1/2 pimentón rojo pequeño, gruesamente cortado

2 dientes de ajo

1/4 taza de pan molido-sabor italiano

1 cucharadita de queso Parmesano rayado

2 docenas de almejas "littleneck"

1 En un procesador, equipado con su cortador de metal, combine el tocino, pimentón y ajo, hasta que esté suave y liso. Agregue el pan y el queso y continúe procesando hasta que estén completamente mezclados y se mantenga todo junto; ponga a un lado.

2 En una olla grande, ponga a hervir dos pulgadas de agua. Coloque las almejas en el agua hirviendo. Tape la olla y cocine por 5 a 6 minutos, o hasta que las almejas estén abiertas. Coloque las almejas en una bandeja. **Bote las almejas que no se hayan abierto.**

3 Pre-caliente la parrilla. Quite la concha de arriba de las almejas y bote la concha, manteniendo las almejas en la concha de abajo. Parejamente divida el pan y la mezcla sobre cada almeja, cubriéndolas completamente. Ponga en una bandeja de hornear y ponga en la parrilla por 4 a 6 minutos, o hasta que la parte de arriba esté completamente cocida.

Intercambios

1/2 Fécula
2 Carnes Muy Magro
1 Grasa

Calorías 189
  Calorías por Grasa . 111
Total de Grasa . . . . . .12 g
  Grasa Saturada . . . . . .5 g
Colesterol . . . . 39 mg
Sodio . . . . .274 mg
Carbohidrato . . . . .6 g
  Fibra Dietética . . . . . . .0 g
  Azúcares . . . . .3 g
Proteína . . . . .13 g

Bueno para tí!

Estas buscando halagos? No solamente estarán tus invitados pidiéndote más de este apetitoso plato, pero las almejas (y los mejillones también) son muy nutritivos y no contienen prácticamente nada de grasa saturada!

Camarones Agridulces y Picantes

Porción: 4 a 5 camarones, Total: 6 Porciones

2 cucharadas de miel de abeja

1 cucharada mostaza amarilla

1/2 cucharada de cebolla picada seca

1/4 cucharadita de jengibre en polvo

1 cucharada de mantequilla

1 libra de camarones grandes (24 ó 30 camarones), pelados y desvenados

2 cucharadas de perejil fresco picado

1 En un tazón pequeño, combine la miel, mostaza, cebolla y jengibre; mezcle bien y ponga a un lado.

2 En una sartén grande, derrita la mantequilla sobre fuego lento y sofría los camarones por 1 a 2 minutos. Agregue la mezcla de miel-mostaza a los camarones, revuelva hasta que los camarones estén rosados y la salsa esté completamente caliente.

3 Adorne con el perejil picado, y sirva de inmediato.

Intercambios
1/2 Carbohidrato
2 Carnes Muy Magro

Calorías 95
  Calorías por Grasa . . 23
Total de Grasa . . . . . . .3 g
  Grasa Saturada . . . . . .1 g
Colesterol . . . . 112 mg
Sodio . . . . .174 mg
Carbohidrato . . . . . . .6 g
  Fibra Dietética . . . . . . .0 g
  Azúcares . . . . .6 g
Proteína . . . . .12 g

"Cuando compres los camarones para esta receta, debes asegurarte de comprar los que estén completos con cola y todo. Así te aseguras de poder utilizar las colas como agarraderos. Inteligente, no?"

Champiñones Rellenos

Porción: 2 champiñones, Total: 8 Porciones

16 champiñones grandes
(casi 1 libra)

1/2 cebolla pequeña, finamente
picada

1/4 taza de pistachos sin sal,
gruesamente picados

4 cucharadas mantequilla sin sal
(1/2 barra)

1/3 taza "pretzel" machacados

2 cucharadas de crema agria sin
grasa

2 cucharadas de perejil fresco
picado

1/4 cucharadita de pimienta negra
molida

Pisca de salsa picante (si lo
desea)

1 Pre-caliente el horno a 350°F.
Quite los tallos a los
champiñones, y pique los tallos finamente.

2 En una sartén grande, sofría los
tallos picados, la cebolla, y los pistachos en mantequilla sobre fuego
lento por 2 a 4 minutos, o hasta que
los tallos estén tiernos. Quite la sartén
del fuego y añada el resto de los ingredientes, mezcle bien.

3 Llene cada champiñón con la
mezcla y póngalos en una bandeja
grande para hornear con borde,
forrado con papel aluminio. Hornee
por 20 a 25 minutes, o hasta que los
champiñones estén tiernos.

Bueno para tí!

*Esta receta nos ofrece una doble
dosis de algo bueno, ya que los champiñones son
bajos en grasa y sin embargo llenos en fibra y proteína, y
los pistachos contienen grasa no mono-saturada, que
nos ayuda a que no aumente nuestro
colesterol.*

Intercambios
1/2 Carbohidrato
1-1/2 Grasas

Calorías 108
Calorías por Grasa . . 74
Total de Grasa . . . . . . .8 g
Grasa Saturada . . . . . .4 g
Colesterol . . . . 16 mg
Sodio . . . . .59 mg
Carbohidrato . . . . . . .8 g
Fibra Dietética . . . . . . .1 g
Azúcares . . . . .2 g
Proteína . . . . .2 g

Tostaditas de Pita de Ajo

Porción: 0 triángulos, Total: 16 Porciones

6 Panes de pita de trigo integral de 6-pulgadas cada uno

Rociador de vegetal no-adherente

2 cucharadas de ajo en polvo

1 Pre-caliente el horno a 350°F. Corte cada pita en 8 pedazos iguales en forma de cuña. Separe cada pedazo en dos pedazos más en forma de cuña

2 Rocíe cada pedazo de ambos lados con el rociador de vegetal. Ponga en forma individual en una bandeja de hornear. Espolvoree con polvo de ajo. Hornee por 15 minutos, o hasta que estén dorados y tostados.

3 Deje que las tostadas se enfríen; sirva de inmediato, o guarde en un contenedor herméticamente cerrado hasta que lo vaya a utilizar.

Intercambios
1 Fécula

Calorías 56
  Calorías por Grasa . . . 5
Total de Grasa . . . . . . .1 g
  Grasa Saturada . . . . . .0 g
Colesterol . . . . 0 mg
Sodio . . . . .49 mg
Carbohidrato . . . . . . .12 g
  Fibra Dietética . . . . . . .1 g
  Azúcares . . . . .1 g
Proteína . . . . .2 g

"Decisiones, decisiones! Prueba estas tostadas con el Dip de Espinaca con Queso Parmesano (pág. 15), Dip de Pimentones Rojos Asados (pág. 16), o Humus para Amantes de Ajo (pág. 18). A mi me gustan todos, por lo tanto los como alternándolos!"

Brochette Bistro

Porción: 1 rebanada, Total: 12 Porciones

1/4 taza de aceite de oliva

1-1/4 cucharadita de ajo en polvo

1 molde de pan italiano o francés (16 onzas) cortado en rebanadas de 1-pulgada

8 tomates ciruelas, sin semillas y picados

1/4 taza de albahaca fresca picada

1/2 cebolla roja pequeña, finamente picada

Sal al gusto

1/4 cucharadita de pimienta negra molida

1 Pre-caliente el horno a 400°F. En un tazón grande, combine el aceite y el ajo en polvo; mezcle bien y ponga a un lado dos cucharadas de la mezcla.

2 Con una brocha de cocina, retoque la parte de arriba de las rebanadas de pan con la mezcla restante y ponga cada rebanada en una bandeja de hornear. Hornee por 8 a 10 minutos, o hasta que estén doradas. Mientras, en el mismo tazón, combine los ingredientes que faltan con la mezcla que se puso a un lado.

3 Con una cuchara ponga la mezcla de tomate-cebolla sobre las rebanadas de pan tostadas y sirva.

Intercambios
1-1/2 Féculas
1/2 Grasa

Calorías 137
 Calorías por Grasa . . 38
Total de Grasa . . . . . . .4 g
 Grasa Saturada . . . . . .1 g
Colesterol . . . . 0 mg
Sodio . . . . .230 mg
Carbohidrato . . . . . . .21 g
 Fibra Dietética . . . . . . .1 g
 Azúcares . . . . .1 g
Proteína . . . . .4 g

"Estos apete-tentadores italianos son difíciles de resistir, y lo mejor de todo, es que los podemos tener listos en 10 minutos!"

Ensaladas en Cualquier Momento

Ensalada de Taco en Capas

Porción: 1/12 receta, Total: 12 Porciones

1 libra de carne de res molida extra-magro

1 paquete (1-1/4 onzas) de sazón para tacos, seco

1 cabeza de lechuga "iceberg" mediana, cortada (casi 8 tazas)

1 taza (4 onzas) queso Cheddar, desmenuzado

1 lata (16 onzas) frijoles rojos o porotos, enjuagados y escurridos

2 tomates grandes, picados (casi 2 tazas)

1 bolsa (8 onzas) de chips de tortillas asadas, desmenuzadas

1 botella (8 onzas) aderezo de ensalada dulce y picante, "sweet and spicy French salad dressing"

1 En una sartén mediana, dore la carne añadiéndole la sazón para tacos, dele vuelta para desmenuzar la carne; escurra y deje enfriar.

2 En un envase grande ligero o otro tipo de envase de servir, ponga la mitad de la lechuga en capas, después el queso, los frijoles, carne molida, y tomates. Repita una vez más las capas y ponga los chips de tortillas encima. Un poco antes de servir, salpique con el aderezo de ensalada y agite para cubrir bien todos los ingredientes.

Intercambios
2 Carbohidratos
1 Carne Magro
2-1/2 Grasas

Calorías 324	
Calorías por Grasa . 147	
Total de Grasa . . . . . .16 g	
Grasa Saturada . . . . . .5 g	
Colesterol . . . . 34 mg	
Sodio . . . . .623 mg	
Carbohidrato . . . . . . .30 g	
Fibra Dietética . . . . . . .5 g	
Azúcares . . . . .6 g	
Proteína . . . . .15 g	

"No solamente es esta una ensalada deliciosa, si no que también se ve bien! Sugiero servirla en un tazón transparente o envase de servir claro para que todos puedan apreciar sus capas de distintos colores."

Ensalada de Pollo con Frutas

Porción: 1/4 receta, Total: 4 Porciones

1 paquete (4 onzas) verduras para ensalada

2 tazas pechuga de pollo cocido, cortado en trozos

2 cebollinas, finamente picada

1 taza de fresas rebanadas

1 lata (15 onzas) melocotón rebanado, sin azúcar, escurrido, reserve el líquido

3 cucharadas conserva de melocotón, sin azúcar

1 cucharada de vinagre de vino tinto

1 cucharadita de mostaza amarilla

1/8 cucharadita de pimienta negra molida

1 En una ensaladera grande, combine las verduras de ensalada, el pollo, las cebollinas, las fresas y el melocotón.

2 En un tazón pequeño, combine 1/3 taza del líquido de melocotón reservado, la conserva de melocotón, vinagre, mostaza y pimienta; mezcle bien. Vierta sobre la ensalada y mezcle. Sirva de inmediato.

Intercambios
3 Carnes Muy Magro
1-1/2 Frutas

Calorías 202
   Calorías por Grasa . . 25
Total de Grasa . . . . . . .3 g
   Grasa Saturada . . . . . .1 g
Colesterol . . . . 60 mg
Sodio . . . . .84 mg
Carbohidrato . . . . . . .21 g
   Fibra Dietética . . . . . . .3 g
   Azúcares . . . . .16 g
Proteína . . . . .23 g

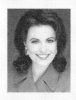

"Fíjate los colores de todos estos ingredientes. Las frutas y las verduras frescas contienen una gran cantidad de azúcares naturales, por ende aquí logramos utilizarlos para nuestra ventaja! Este plato principal de ensalada puede satisfacer nuestro deseo de algo dulce sin proporcionar el sentido de culpabilidad que lo acompaña. No está malo, verdad?"

Ensalada de Habichuelas Verdes con Tomate

Porción: 1 taza, Total: 6 Porciones

1 libra de habichuelas verdes frescas, limpiadas y cortadas en dos

1-1/2 cucharadita de sal, dividida

4 tomates maduros grandes, cortados en trozos

1/4 taza albahaca fresca, picada

2 cucharadas de aceite oliva, extra virgen

1 cucharada de jugo de limón, fresco

1 Ponga las habichuelas en una sartén grande. Agregue 1 cucharada de la sal y suficiente agua para cubrir las habichuelas. Póngalas a hervir, cubra, cocine por 6 a 8 minutos, o hasta que estén tiernas; escurralas bien.

2 Mientras, en una ensaladera, combine los tomates, albahaca, aceite de oliva, jugo de limón, y lo que queda (1/2 cucharadita) de sal; mezcle bien. Agregue a las habichuelas y mezcle.

3 Sirva a temperatura ambiental, o cubra y ponga en la refrigeradora hasta que lo vaya a servir.

Bueno para tí!

El consumir verduras es la clave para combatir ciertas enfermedades, no te rindas. Unete a la causa . . . esta ensalada de distintos colores es una forma perfecta de empezar!

Intercambios
1 Vegetal
1 Grasa

Calorías 67
  Calorías por Grasa . . 39
Total de Grasa . . . . . . .4 g
  Grasa Saturada . . . . . .1 g
Colesterol . . . . 0 mg
Sodio . . . . .316 mg
Carbohidrato . . . . . . .7 g
  Fibra Dietética . . . . . . .3 g
  Azúcares . . . . .2 g
Proteína . . . . .2 g

Camarones Fríos con Eneldo

Porción: 1/4 receta, Total: 4 Porciones

1 paquete (12 onzas) camarones cocidos grandes descongelados

1 cebolla pequeña, finamente rebanada

1 lata (5 onzas) de castañas de agua, rebanadas y escurridas

1/3 taza de aderezo de ensalada Italiana, reducido-en-grasa

2 cucharadas de eneldo fresco, picado

1 cabeza de lechuga, "romaine," cortada

2 tomates medianos, cuarteados

1 En un tazón pequeño, combine los camarones, cebolla, castañas, aderezo de ensalada, y eneldo; mezcle bien. Cubra y ponga en la refrigeradora por 2 horas, o hasta que esté bien frío.

2 Divida la lechuga en 4 platos en partes iguales. Ponga encima la mezcla de camarones, adorne con los tomates cuarteados. Sirva de inmediato.

Bueno para tí!

Dele un descanso a ese salero! En lugar de sal, has lo que hacemos con esta receta, utiliza las hierbas frescas para añadir sabor y darle una sacudida a tus comidas.

Intercambios
3 Carnes Muy Magro
2 Vegetales

Calorías 147
  Calorías por Grasa . . 18
Total de Grasa . . . . . . .2 g
  Grasa Saturada . . . . . .0 g
Colesterol . . . . 165 mg
Sodio . . . . .504 mg
Carbohidrato . . . . . .13 g
  Fibra Dietética . . . . . . .4 g
  Azúcares . . . . .6 g
Proteína . . . . .20 g

Ensalada de Espinaca con Mandarinas

Porción: 1/6 receta, Total: 6 Porciones

1 lata (11 onzas) mandarinas, escurridas

1/3 taza de aderezo de ensalada Italiano, ligero

1 cucharada de pepitas de amapola "poppy seeds," (si desea)

1 paquete (10 onzas) de espinaca fresca, recortadas y lavadas

3 naranjas frescas, peladas y seccionadas

1 En una licuadora, combine las mandarinas y el aderezo italiano. Mezcle hasta que esté liso. Añada las pepitas de amapola, si las va a utilizar.

2 En una ensaladera grande, revuelva la espinaca, secciones de naranja, y la mitad del aderezo mezclado. Sirva de inmediato.

Nota

Vas a terminar con doble cantidad de este aderezo. Por lo tanto, tape y guarde el aderezo en la refrigeradora y estarás listo para otra ensalada en cualquier momento durante las próximas semanas!

Intercambios
1 Fruta

Calorías 51
   Calorías por Grasa . . . 4
Total de Grasa . . . . . . .0 g
   Grasa Saturada . . . . . .0 g
Colesterol . . . . 0 mg
Sodio . . . . .140 mg
Carbohidrato . . . . . . .11 g
   Fibra Dietética . . . . . . .3 g
   Azúcares . . . . .7 g
Proteína . . . . .2 g

Ensalada de Repollo con Ajonjolí

Porción: 1/12 receta, Total: 12 Porciones

1 cucharada de aceite de maní

1/4 taza pepitas de ajonjolí

4 dientes de ajo, finamente picados

2 cucharadas de salsa china

2 cucharadas de vinagre blanco

3 cucharadas de azúcar

1/4 taza de aceite canola

1 cabeza de repollo Napa o Chino, lavado y cortado en pedazos listos para comer

1 En una cacerola, caliente el aceite de maní a fuego medio. Agregue las pepitas de ajonjolí, y sofría por 3 a 5 minutos, hasta que las pepitas estén doradas.

2 Reduzca el fuego a medio-bajo; agregue la salsa china, vinagre, azúcar, y aceite canola, y cocine por 2 minutos más.

3 Ponga el repollo en un tazón grande y agregue la salsa tibia, mezclándola para cubrirla completamente. Sirva de inmediato (ver abajo).

Intercambios

1/2 Fécula
1 Grasa

Calorías	.89
Calorías por Grasa	. . 67
Total de Grasa	.7 g
Grasa Saturada	.1 g
Colesterol	0 mg
Sodio	.175 mg
Carbohidrato	.5 g
Fibra Dietética	.1 g
Azúcares	.4 g
Proteína	.1 g

"Esta salsa es muy buena si es servida caliente, por eso, originalmente habíamos planeado servirla como una ensalada caliente, pero nos dimos cuenta de que también es buena fría. Por esto, puedes comerla de una u otra manera . . . o de ambas maneras!"

Pepino Crujiente "Zippy"

Porción: 1/2 taza, Total: 8 Porciones

2 pepinos grandes, pelados y rebanados

1 cucharadita de sal

3 tazas de agua fría

4 cebollinas, finamente picadas

1/2 pimentón verde pequeño, picado

1/4 taza de crema agria, reducida-en-grasa

1 cucharada de vinagre blanco

1 cucharada de azúcar

1/8 cucharadita de pimienta negra molida

1 En un tazón grande, combine los pepinos, sal, y agua fría. Cubra y ponga en la refrigeradora por 1 hora, después escurra y deje en el tazón.

2 Agregue los ingredientes que quedan y mezcle hasta que estén bien combinados. Cubra y ponga en la refrigeradora por lo menos por 2 horas antes de que lo vaya a servir.

Sabías que . . .

Remojar pepinos en agua fría salada los hace más crujientes

Intercambios
1 Vegetal

Calorías 30
 Calorías por Grasa . . . 7
Total de Grasa . . . . . . .1 g
 Grasa Saturada . . . . . .0 g
Colesterol . . . . 2 mg
Sodio . . . . .104 mg
Carbohidrato . . . . . . .5 g
 Fibra Dietética . . . . . . .1 g
 Azúcares . . . . .4 g
Proteína . . . . .1 g

Tomate en Pilas Perfectas

Porción: 1 tomate, Total: 4 Porciones

4 tomates maduros grandes

1 paquete (4 onzas) verduras tiernas mixtas "mixed baby greens"

1/2 taza de aderezo de ensalada vinagreta balsámico, dividido

1/4 taza de queso roquefort, desmenuzado

1 Corte una rebanada fina de la parte de abajo de cada tomate para poderlo mantener parado, bote o guarde las rebanadas para otro uso. Corte cada tomate en 5 rebanadas horizontales, manteniéndolas juntas.

2 En un tazón pequeño, combine las verduras, 1/4 taza del aderezo, y el queso roquefort; mezcle bien. Ponga las rebanadas de abajo de los tomates en una bandeja. Riegue 1/4 de la salsa preparada sobre cada rebanada de tomate.

3 Repita con cada rebanada de tomate, tres veces más, terminando con la parte superior de cada tomate. Salpique el resto (1/4) del aderezo sobre la parte superior de los tomates y sirva.

Intercambios
1/2 Carbohidrato
2 Vegetales

Calorías 88
  Calorías por Grasa . . 24
Total de Grasa . . . . . . .3 g
  Grasa Saturada . . . . . .1 g
Colesterol . . . . 5 mg
Sodio . . . . .120 mg
Carbohidrato . . . . . . .16 g
  Fibra Dietética . . . . . . .2 g
  Azúcares . . . . .10 g
Proteína . . . . .3 g

"Sonria, porque vas a querer tomar una fotografía de este platillo! Además, para cambiar de ritmo, por qué no añades, pollo o camarones cocidos a la mezcla de las verduras (antes de agregarlo a los tomates) para hacerlo aún más completo. Y, un poco más de queso roquefort no nos puede hacer ningún daño!"

Ensalada Tokyo

Porción: 1/6 receta, Total: 6 Porciones

1/4 taza aceite de maní

2 cucharadas de vinagre blanco

2 cucharadas de agua

1 cucharada de salsa china

1 cucharadita de jugo de limón

1 cucharada de ketchup

1 cucharadita de jengibre molido

1 cucharadita de azúcar

1/4 cucharadita de pimienta negra molida

1/4 taza de cebolla picada

1 paquete (10 onzas) de espinaca fresca, recortada

1 paquete (8 onzas) de hongos frescos, en rebanadas

1 En una licuadora o procesador, combine todos los ingredientes menos la espinaca y los hongos; mezcle hasta que esté liso.

2 En una ensaladera grande, combine la espinaca, los hongos, y el aderezo preparado para la ensalada; mezcle bien y sirva.

Intercambios
1 Vegetal
2 Grasas

Calorías 107
  Calorías por Grasa . . 84
Total de Grasa . . . . . . .9 g
  Grasa Saturada . . . . . .2 g
Colesterol . . . . 0 mg
Sodio . . . . .239 mg
Carbohidrato . . . . . . .5 g
  Fibra Dietética . . . . . . .2 g
  Azúcares . . . . .2 g
Proteína . . . . .2 g

"En vez de comer esta ensalada con un tenedor, porque no prueba la forma Asiática de palillos chinos? Si no tienes éxito, utiliza el tenedor—por lo menos te habrás divertido tratando de usarlos!"

Ensalada Deli Cabob

Porción: 1/6 receta, Total: 6 Porciones

4 rebanadas (1/4 libra) de pavo de la sección de embutidos "deli," bajo-en-sodio

4 rebanadas (1/4 libra) de jamón de la sección de embutidos "deli," bajo-en-sodio

4 rebanadas (2 onzas) de queso Suizo o Cheddar amarillo

4 rebanadas (1/4 libra) de carne de res asada de la sección de embutidos "deli"

1 cabeza de lechuga, pequeña cortada en 12 trozos

1 tomate grande, cortado en 12 trozos

6 palitos para brocheta de 10-pulgadas c/u

1 Ponga el pavo en una tabla de cocina y agregue encima las rebanadas de jamón, de queso, y de carne de res asada. Empezando en la parte más angosta, enrolle lo más apretado que pueda, en forma de un bizcocho enrollado, y corte cada rollo en tres partes iguales.

2 Ponga los rollos en los palitos, alternando, con dos de cada uno de los rollos, trozos de lechuga y tomate. Sirva de inmediato o tape y ponga en la refrigeradora hasta tanto vaya a servirlo. Antes de servirlo, rocíe con su aderezo de ensalada favorita.

Intercambios

2 Carnes Magro
1 Vegetal

Calorías 137	
Calorías por Grasa . . 52	
Total de Grasa . . . . . . .6 g	
Grasa Saturada . . . . .3 g	
Colesterol . . . . 43 mg	
Sodio . . . . .451 mg	
Carbohidrato . . . . . . .3 g	
Fibra Dietética . . . . . . .1 g	
Azúcares . . . . .2 g	
Proteína . . . . .16 g	

"Cuando no es un emparedado un emparedado? Cuando se sirve sin pan y en un palito. Este platillo sin pan seguramente se convertirá en un favorito tuyo, y también, para otros, ya que hoy en día, muchos de nosotros contamos nuestros carbohidratos."

Ensalada Waldorf

Porción: 3/4 taza, Total: 8 Porciones

2 cucharaditas de jugo de limón

1/2 taza de mayonesa ligera

2 tallos de apio, picado

1 taza de uvas rojas sin pepas, cortadas en dos

4 manzanas "MacIntosh," sin pepas y cortadas en trozos de 1 pulgada

2 cucharadas de nueces picadas

1 En un tazón grande, bata el jugo de limón y la mayonesa hasta que estén bien mezclados.

2 Agregue los ingredientes restantes menos las nueces y revuelva para cubrirlos. Tape y ponga en la refrigeradora por lo menos por 1 hora antes de servirlo.

3 Un poco antes de servirlo, esparza encima las nueces.

Intercambios

1 Fruta
1 Grasa

Calorías 119
 Calorías por Grasa . . 58
Total de Grasa . . . . . . .6 g
 Grasa Saturada . . . . . .1 g
Colesterol . . . . 5 mg
Sodio . . . . .130 mg
Carbohidrato . . . . . . .16 g
 Fibra Dietética . . . . . . .2 g
 Azúcares . . . . .12 g
Proteína . . . . .1 g

"La fruta fresca fué siempre una parte importante de mi plan de comidas—especialmente durante los primeros días de la competencia para el concurso, antes de ser diagnosticada con diabetes. Ahora que estoy controlando lo que como por una razón muy diferente, recetas como estas son un verdadero placer, ya que me permiten gozar de las frutas frescas en una combinación interesante."

Sopas Deliciosas

Crema de Tomate Roma

Porción: 1 taza, Total: 7 Porciones

2 latas (28 onzas) tomates triturados

1 cucharada de azúcar

1 cucharada de albahaca fresca picada o albahaca seca

1/2 cucharadita de ajo en polvo

1 cucharadita de pimienta negra molida

1 lata (12 onzas) leche evaporada, bajo-en-grasa

1 En una olla sopera, combine los tomates, azúcar, albahaca, ajo en polvo, y pimienta; cocine a fuego medio, revolviendo de vez en cuando.

2 Reduzca el fuego a bajo y agregue lentamente la leche evaporada. Cocine a fuego bajo por 4 a 5 minutos, o hasta que esté completamente caliente; no permita que hierva.

Toque Final

Una hoja o ramita de albahaca sobre un poquito de crema agria (sin grasa) como aderezo, en cada servida, le dará el toque final!

Intercambios
2 Carbohidratos

Calorías 143
  Calorías por Grasa . . . 4
Total de Grasa . . . . . . .0 g
  Grasa Saturada . . . . . .0 g
Colesterol . . . . 0 mg
Sodio . . . . .700 mg
Carbohidrato . . . . . . .27 g
  Fibra Dietética . . . . . . .5 g
  Azúcares . . . . .18 g
Proteína . . . . .8 g

Sopa de Frijoles a la Rodeo

Porción: 1 taza, Total: 11 Porciones

1 cucharadita de aceite oliva

1 libra de chorizo de pavo italiano, funda removida (vea nota)

1 cebolla pequeña, picada

2 dientes de ajo, finamente picados

3 latas (15-1/2 onzas c/u) de frijoles "Great Northern"

2 latas (14-1/2 onzas c/u) de caldo de pollo, listo para usar, reducido-en-grasa

1 lata (14-1/2 onzas) tomates en cubitos

1 cucharadita de albahaca seca

1/2 cucharadita de pimienta negra molida

1. En una olla sopera grande, caliente el aceite sobre fuego medio-alto. Agregue las salchichas, cebolla, y ajo en polvo, y cocine por 5 a 6 minutos, o hasta que desaparezca lo rosado en los chorizos, revolviendo constantemente para separarlos.

2. Agregue los ingredientes que faltan y deje hervir. Reduzca el fuego a bajo y cocine, sin tapar, por 30 minutos.

Intercambios

2 Féculas
2 Carnes Muy Magro

Calorías 226
   Calorías por Grasa . . 39
Total de Grasa . . . . . . .4 g
   Grasa Saturada . . . . . .2 g
Colesterol . . . . 32 mg
Sodio . . . . .958 mg
Carbohidrato . . . . . . .30 g
   Fibra Dietética . . . . . . .6 g
   Azúcares . . . . .5 g
Proteína . . . . .17 g

Nota

A algunos les gusta picante, a otros no. Si quieres bajar un poco lo picante, simplemente utiliza los chorizos que no sean tan picantes.

Sopa de Cebolla Bistro

Porción: 1 taza, Total: 5 Porciones

4 cebollas medianas, finamente picadas

2 latas (14-1/2 onzas c/u) caldo de carne de res, listo para usar

2 tazas de agua

1/4 taza de vino tinto

1/2 cucharadita de pimienta negra molida

1/4 taza de queso Parmesano rayado

6 rebanadas de pan francés, tostadas

1. Rocíe una olla sopera con rociador no-adherente. Agregue la cebolla y sofría sobre fuego lento por 12 a 15 minutos, o hasta que esté dorado.

2. Agregue el caldo, agua, vino, y pimienta; mezcle bien y ponga a hervir. Reduzca el fuego a bajo y cocine por 10 minutos. Agregue el queso revolviéndolo simultáneamente y cocine por 5 a 10 minutos, o hasta que esté completamente mezclado.

3. Sirva en tazones de sopa y utilice como aderezo una rebanada de pan francés tostada encima de cada servida.

Intercambios

1-1/2 Féculas
1 Vegetal
1/2 Grasa

Calorías 171
   Calorías por Grasa . . 36
Total de Grasa . . . . . . .4 g
   Grasa Saturada . . . . . .1 g
Colesterol . . . . 8 mg
Sodio . . . . .945 mg
Carbohidrato . . . . . . .26 g
   Fibra Dietética . . . . . . .3 g
   Azúcares . . . . .8 g
Proteína . . . . .8 g

"Si deseas lograr la superficie de queso tradicional, agregua queso provolone o mozzarrella, bajo-en-grasa, encima de cada rebanada de pan francés y póngalo a la parrilla o en un tosta horno hasta que el queso se derrita. Ponga el pan, cuidadosamente, sobre cada porción servida."

Sopa de Hongos con Cebada

Porción: 1 taza, Total: 15 Porciones

6 tazas de agua

2 latas (10-1/2 onzas c/u) caldo de carne de res

1 libra de pulpa de res blanca ("beef top round"), cortado en trozos de 1/2 pulgada

2 cebollas grandes, picadas

1/2 libra de hongos frescos rebanados

4 zanahorias medianas, peladas y rebanadas

1 taza (14-1/2 onzas) de tomate en cubitos, escurrida

3/4 cucharadita de pimienta negra molida

1 taza de cebada perla, de cocción rápida

1 En una olla sopera, combine todos los ingredientes menos la cebada; tape y ponga a hervir sobre fuego alto. Reduzca el fuego a bajo y cocine, tapado, por 20 minutos, revolviendo de vez en cuando.

2 Agregue la cebada y cocine por 15 a 20 minutos más, o hasta que la cebada esté tierna.

Intercambios

1/2 Fécula
1 Carne Muy Magro
1 Vegetal

Calorías 98
  Calorías por Grasa . . 12
Total de Grasa . . . . . . .1 g
  Grasa Saturada . . . . . .0 g
Colesterol . . . . 16 mg
Sodio . . . . .213 mg
Carbohidrato . . . . . . .14 g
  Fibra Dietética . . . . . . .2 g
  Azúcares . . . . .4 g
Proteína . . . . .9 g

"Penicilina Judía"
(o Sopa de Pollo Casera)

Porción: 1 taza, Total: 10 Porciones

1 pollo de 3-libras, cortado en 8 pedazos

8 tazas de agua fría

4 zanahorias, cortadas en trozos de 1 pulgada

3 tallos de apio, cortados en trozos de 1 pulgada

2 cebollas medianas, cortadas en trozos de 1 pulgada

1 cucharadita de sal

1-1/2 cucharadita de pimienta negra molida

1 En un olla sopera, ponga a hervir todos los ingredientes sobre fuego alto. Reduzca el fuego a bajo, tape y cocine por 2-1/2 a 3 horas, o hasta que el pollo se le caiga la carne de los huesos.

2 Utilizando unas tenazas, saque el pollo de la sopa y dejelo enfriar. Quite todos los huesos y el pellejo; corte el pollo en trozos pequeños y vuelva a ponerlo en la olla.

Intercambios
2 Carnes Muy Magro
1 Vegetal

Calorías 113
   Calorías por Grasa . . 30
Total de Grasa . . . . . . .3 g
   Grasa Saturada . . . . . .1 g
Colesterol . . . . 39 mg
Sodio . . . . .297 mg
Carbohidrato . . . . . . .7 g
   Fibra Dietética . . . . . . .2 g
   Azúcares . . . . .4 g
Proteína . . . . .14 g

"Crealo! Muchos doc-tores dicen que la sopa de pollo puede ayudar a curar un resfriado común. Y aún cuando no suframos de un resfriado, podemos gozar de esta sopa con los ingredientes arriba descritos, o podemos aligerarla un poco quitándole la grasa, cuando suba a la superficie, después de que la sopa se enfríe."

Sopa de Almejas a la Manhattan

Porción: 1 taza, Total: 10 Porciones

2 rebanadas de tocino crudo, finamente picado

2 tallos de apio, picado

2 zanahorias medianas, picadas

1 cebolla grande, picada

3 papas medianas, peladas y cortadas en cubitos

2 latas (14-1/2 onzas c/u) tomates en cubitos

2 latas (10 onzas c/u) almejas tiernas "baby clams"

2 botellas (8 onzas c/u) jugo de almejas

1 cucharadita de tomillo seco

1 En una olla sopera, cocine el tocino por 3 a 5 minutos sobre fuego medio-alto, hasta que esté completamente frito. Agregue el apio, zanahorias, y cebollas, y sofría por 5 a 7 minutos, o hasta que la cebolla esté tierna, revolviendo frecuentemente.

2 Agregue los ingredientes que faltan, tape, y ponga a hervir. Reduzca el fuego a bajo y cocine, tapado por 45 a 55 minutos, o hasta que las papas estén tiernas.

Intercambios

1 Fécula
1 Carne Magro

Calorías 133
  Calorías por Grasa . . 31
Total de Grasa . . . . . . .3 g
  Grasa Saturada . . . . . .1 g
Colesterol . . . . 22 mg
Sodio . . . . .407 mg
Carbohidrato . . . . . . .17 g
  Fibra Dietética . . . . . . .3 g
  Azúcares . . . . .7 g
Proteína . . . . .9 g

"Las sopas en lata generalmente contienen mucho sodio, por lo tanto, que mejor razón para probar esta versión en nuestra cocina?!"

Cioppino Bahía

Porción: 1 taza, Total: 8 Porciones

1/2 libra de hongos frescos, rebanados

2 cebollas medianas, finamente picadas

4 dientes de ajo, finamente picados

1 lata (28 onzas) tomates enteros, cortados en cuartos

1/2 taza de vino blanco seco

2 cucharadas de albahaca fresca, picada

3/4 cucharadita de pimienta negra molida

1 libra de filete de bacalao, cortado en trozos de 2 pulgadas

1/2 libra de ostiones

1/2 libra de camarones grandes, pelados y desvenados, dejando las colas

1 Rocíe una olla sopera de 6-cuartos con rociador no-adherente y caliente sobre fuego alto. Agregue los hongos, cebolla, y ajo, y cocine por 4 a 6 minutos, o hasta que las verduras estén tiernas, revolviendo frecuentemente. Añada los tomates, vino, albahaca, y pimienta y deje hervir.

2 Reduzca el fuego a bajo, tape, y cocine por 20 minutos. Destape, suba el fuego a alto, y deje hervir.

3 Agregue el bacalao y cocine por 5 minutos. Agregue los ostiones y los camarones y cocine por 3 minutos, o hasta que el bacalao se separe fácilmente con un tenedor y los camarones estén rosados y completamente cocidos, revolviendo de vez en cuando.

Intercambios

3 Carnes Muy Magro
2 Vegetales

Calorías 144
   Calorías por Grasa . . 13
Total de Grasa . . . . . . .1 g
   Grasa Saturada . . . . .0 g
Colesterol . . . . 76 mg
Sodio . . . . .267 mg
Carbohidrato . . . . . . .10 g
   Fibra Dietética . . . . . .2 g
   Azúcares . . . . .6 g
Proteína . . . . .22 g

Sabías que . . .

pensábamos que las personas con diabetes teníamos que dejar de tomar alcohol? Ahora sabemos que siempre y cuando mantengamos un control de los carbohidratos extras que consumimos durante el día, y los ingerimos ocasionalmente y moderadamente, deberíamos estar bien! (Por supuesto, siempre debemos consultar primero con nuestro médico y/o dietista.)

Sopa Italiana de Verduras

Porción: 1 taza, Total: 14 Porciones

2 tazas de agua

2 latas (14-1/2 onzas c/u) de caldo de carne de res, listo para usar

1 lata (15 onzas) de frijoles rojos o porotos

2 latas (14 a 16 onzas) de frijoles alubias "canellini"

1 lata (28 onzas) de tomates machacados

1 paquete (10 onzas) de espinaca picada, congelada

1 cebolla pequeña, picada

1 paquete (10 onzas) de vegetales mixtos, congelados

1 cucharadita de ajo en polvo

1/2 cucharadita de pimienta negra molida

1 taza de coditos (elbow macaronies) crudos

1 En una olla sopera, combine todos los ingredientes menos los coditos. Permita hervir sobre fuego alto, y agregue los coditos.

2 Reduzca el fuego a bajo y cocine por 20 a 30 minutos, o hasta que los coditos estén tiernos.

Intercambios
1 Fécula
2 Vegetales

Calorías 137
  Calorías por Grasa . . . 7
Total de Grasa . . . . . . .1 g
  Grasa Saturada . . . . . .0 g
Colesterol . . . . 1 mg
Sodio . . . . .643 mg
Carbohidrato . . . . . . .26 g
  Fibra Dietética . . . . . . .5 g
  Azúcares . . . . .6 g
Proteína . . . . .8 g

"Goce del buen sabor del queso Parmesano. Sí, con los quesos de sabor fuerte, un poquito alarga mucho. Pon un poco de queso Parmesano rayado sobre esta sopa—y otras comidas—unos minutos antes de servirlos."

Gazpacho Frio-Picante

Porción: 1 taza, Total: 10 Porciones

1 lata (14-1/2 onzas) tomates en cubitos, escurridos

1 lata (46 onzas) jugo de tomate sin sal

1 pepino grande, pelado, sin semillas y cortado en cubitos

1 pimentón verde mediano, cortado en cubitos

5 cebollinas, finamente picadas

3 dientes de ajo, finamente picados

1/3 taza de vinagre blanco

1 cucharada de aceite oliva

2 cucharaditas de salsa "Worcestershire"

1/2 cucharadita de salsa picante

1 En una olla sopera, combine todos los ingredientes y mezcle bien.

2 Tape y ponga en la refrigeradora por lo menos por 4 horas antes de servir.

Intercambios
2 Vegetales

Calorías 55
  Calorías por Grasa . . 13
Total de Grasa . . . . . . .1 g
  Grasa Saturada . . . . . .0 g
Colesterol . . . . 0 mg
Sodio . . . . .99 mg
Carbohidrato . . . . . . .11 g
  Fibra Dietética . . . . . . .2 g
  Azúcares . . . . .7 g
Proteína . . . . .2 g

Toque Final

Para darle a esta sopa un toque extra, agregue un poco de crema agria, bajo-en-grasa, a cada plato, y adorne con una ramita de eneldo. Es fácil de hacer y se ve fantástico!

Crema de Hongos Espesa y Cremosa

Porción: 1 taza, Total: 5 Porciones

- **1** libra de hongos frescos, rebanados
- **2** latas (14-1/2 onzas c/u) caldo de pollo, sin sodio, listo para usar
- **1/2** cucharadita de cebolla en polvo
- **1/8** cucharadita de pimienta negra molida
- **1** taza de leche, bajo-en-grasa
- **5** cucharadas de harina
- **1/4** cucharadita de salsa para sazonar y dorar

1 Rocíe una olla sopera con rociador no-adherente. Agregue los hongos y sofría sobre fuego alto por 4 a 5 minutos, o hasta que estén tiernos, revolviendo frecuentemente.

2 Agregue el caldo de pollo, cebolla en polvo, y pimienta; deje hervir, y reduzca el fuego a medio-bajo.

3 En un tazón pequeño, mezcle bien la leche y la harina hasta que estén lisos. Gradualmente agregue a la sopa, revolviéndolo constantemente. Añada la salsa para sazonar y dorar y cocine por 5 minutos más, o hasta que se espese.

Intercambios
1 Carbohidrato

Calorías 89
  Calorías por Grasa . . . 9
Total de Grasa . . . . . . .1 g
  Grasa Saturada . . . . . .0 g
Colesterol . . . . 2 mg
Sodio . . . . .413 mg
Carbohidrato . . . . . . .14 g
  Fibra Dietética . . . . . . .1 g
  Azúcares . . . . .4 g
Proteína . . . . .7 g

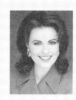

"Esta sopa está lista en un dos por tres! Cuando va de la estufa a la mesa en menos de 30 minutos. Cómo NO vamos a encontrar el tiempo para probarla?"

Sopa de Almejas a la "New England"

1 cebolla pequeña, picada

2 latas (6-1/2 onzas c/u) almejas picadas, sin escurrir

1 botella (8 onzas) jugo de almejas

1 lata (16 onzas) caldo de pollo, bajo-en-sodio, listo para usar

1 papa grande, pelada y cortada en cubitos

1/4 cucharadita de pimienta negra molida

1/4 taza maicena

1 lata (12 onzas) leche evaporada, bajo-en-grasa, dividida en dos

1/4 taza de perejil fresco, picado

1 cucharadita de tomillo seco

1 En una olla sopera, combine la cebolla, almejas en su jugo, jugo de almejas, caldo de pollo, papas, y pimienta; tape y deje hervir sobre fuego alto. Cocine, tapado, por 12 a 15 minutos, hasta que las papas se ablanden.

2 En un tazón pequeño, disuelva la maicena en 1/2 taza de leche evaporada; agregue la mezcla a la sopa.

3 Agregue el resto de la leche evaporada, el perejil, y tomillo; cocine por 5 minutos, o hasta que se espese, revolviendo frecuentemente.

Intercambios
1-1/2 Carbohidratos
1 Carne Muy Magro

Calorías 158
  Calorías por Grasa . . . 8
Total de Grasa . . . . . . .1 g
  Grasa Saturada . . . . . .0 g
Colesterol . . . . 25 mg
Sodio . . . . .422 mg
Carbohidrato . . . . . . .21 g
  Fibra Dietética . . . . . . .1 g
  Azúcares . . . . .9 g
Proteína . . . . .16 g

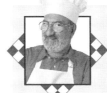

"Todos a bordo! Esta sopa abundante y espesa me recuerda la niebla en el puerto de New England y a los pescadores que regresan con su pesca. Con su caldo robusto, es todavía una opción para nosotros cuando utilizamos ingredientes, bajos-en-grasa y sodio, para preparar alternativas más saludables a la versión original."

Sopa de Tortilla Mejicana

Porción: 1 taza, Total: 8 Porciones

1 cucharada de aceite vegetal

1 libra de pechuga de pollo, deshuesada, despellejada, cortada en trozos de 1/2 pulgada

1 pimentón rojo, cortado en trozos

3 dientes de ajo, finamente picados

3 latas (14-1/2 onzas c/u) caldo de pollo, reducido-en-sodio, listo para usar

1 paquete (10 onzas) maíz en grano, congelado

1/2 taza de salsa

1/4 taza de cilantro fresco, picado

1 taza de chips de tortillas asadas, desmenuzadas

1. En una olla sopera, caliente el aceite sobre fuego medio. Agregue el pollo, pimentón, y ajo, y cocine por 3 minutos, o hasta que el pollo esté dorado, revolviendo frecuentemente.

2. Agregue el caldo de pollo, maíz, y salsa; deje hervir. Reduzca el fuego a bajo, tape, y cocine por 5 minutos, o hasta que no se vea lo rosado en el pollo.

3. Agregue el cilantro, sirva en tazones para sopa, y agregue encima los chips de tortillas.

Intercambios
1 Fécula
2 Carnes Muy Magro

Calorías 149
 Calorías por Grasa . . 32
Total de Grasa . . . . . . .4 g
 Grasa Saturada . . . . . .0 g
Colesterol . . . . 34 mg
Sodio . . . . .417 mg
Carbohidrato . . . . . . .13 g
 Fibra Dietética . . . . . . .2 g
 Azúcares . . . . .3 g
Proteína . . . . .16 g

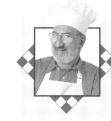

"No creen que esta receta suena bien? Bueno, se ve bien, también—vea el platillo terminado en el intercalado de la Foto E."

Recetas de Aves para Chuparse los Dedos

Pastel de Pollo sin Fondo

Porción: 1 pedazo, Total: 8 Porciones

1 lata (10-3/4 onzas) sopa de crema de pollo condensada

1/4 taza leche sin grasa

3 tazas pechuga de pollo cocida, cortada en trozos

1 paquete (16 onzas) arvejas con zanahorias, descongeladas y escurridas

1/2 cucharadita de pimienta negra molida

1 masa de pastel congelada doblada (de un paquete de 15 onzas)

1 Caliente el horno a 425°F. En un tazón grande, combine la sopa, leche, pollo, y arvejas con zanahorias; mezcle bien.

2 Vierta la mezcla en una cacerola para hornear pastel de 9-pulgadas. Cubra con la masa de pastel, presione contra la parte superior de la cacerola para sellar, y pliegue en forma de flauta, si desea. Haga varios cortes en la parte de arriba de la masa para crear ventilación para el vapor.

3 Coloque el pastel en una bandeja para hornear y hornee por 40 a 45 minutos o hasta que esté caliente y la corteza del pastel esté dorada. Deje reposar por 5 minutos y corte en tajadas acuñadas y sirva.

Nota

Para darle a la corteza del pastel un color dorado, ligeramente rocíe con rociador no-adherente antes de hornear.

Intercambios

1-1/2 Féculas
2 Carnes Magro
1 Grasa

Calorías 288
  Calorías por Grasa . 104
Total de Grasa . . . . . .12 g
  Grasa Saturada . . . . . .5 g
Colesterol . . . . 53 mg
Sodio . . . . .468 mg
Carbohidrato . . . . . .22 g
  Fibra Dietética . . . . . . .2 g
  Azúcares . . . . .4 g
Proteína . . . . .20 g

"Que hace falta en este pastel? La masa del fondo! Si, el hecho de que no tiene fondo puede significar que contiene menos grasa que un pastel tradicional, pero en cuanto lo pruebes, sentirás que no hace falta nada!"

Pollo Asado con Ajo

Porción: 1 mitad de pechuga, Total: 4 Porciones

4 mitades de pechuga de pollo
  con hueso (casi 8 onzas c/u),
  sin pellejo

2 cucharadas de aceite de oliva

1/2 cucharadita de orégano seco

1 cucharada de albahaca fresca
  picada

1/4 cucharadita de sal

1/2 cucharadita de pimienta negra
  molida

10 dientes de ajo, rebanados

1 Pre-caliente el horno a 350°F.
Coloque el pollo en una cacerola para hornear de 9" × 13"; deje a un lado.

2 En un tazón pequeño, combine el aceite, orégano, albahaca, sal, y pimienta; mezcle bien y esparza, con una brocha de cocina, sobre el pollo, salpique el ajo sobre el pollo.

3 Hornee por 50 a 60 minutos, o hasta que el pollo esté dorado afuera y no tenga muestras de rosado adentro, dando vuelta de vez en cuando.

Bueno para tí!

Ah, Ajo! Solamente unos cuantos dientes pueden hacer que un platillo se convierta de aburrido en fantástico. Y con un poco de experimento, puedes encontrar formas creativas para avivar lo que podría de otra manera ser un plato simple, con hierbas y especias—significa entonces que las comidas para personas con diabetes no tienen que ser, nunca más, blandas.

Intercambios
5 Carnes Magro

Calorías 280
  Calorías por Grasa . . 96
Total de Grasa . . . . . .11 g
  Grasa Saturada . . . . . .3 g
Colesterol . . . . 110 mg
Sodio . . . . .244 mg
Carbohidrato . . . . . . .3 g
  Fibra Dietética . . . . . . .0 g
  Azúcares . . . . .2 g
Proteína . . . . .41 g

Pollo Caliente

Porción: 1 rollo, Total: 6 Porciones

2 cucharadas de aceite canola, dividido

2 cebollas grandes, cada una cortada en 8 pedazos en forma de cuñas

2 pimentones grandes (1 rojo y 1 verde), cortado en tiras de 1/2 pulgada

1 libra de pechuga de pollo, deshuesado, y despellejado, cortado en tiras de 1/4 pulgadas

2 cucharaditas de ajo en polvo

1/4 cucharadita de sal

1/2 cucharadita de pimienta negra molida

Jugo de un limón verde

6 tortillas de 8 pulgadas c/u

1 Caliente 1 cucharada del aceite en una sartén grande sobre fuego medio-alto. Agregue la cebolla y los pimentones y sofría por 10 a 12 minutos, o hasta que la cebolla esté un poco dorada; ponga en un tazón y deje a un lado.

2 Caliente el resto del aceite (1 cucharada) en la sartén y agregue el pollo, ajo en polvo, sal, y pimienta molida. Sofría por 5 a 6 minutos, o hasta que no quede muestra de rosado en el pollo.

3 Agregue las verduras al sartén y cocine por 3 a 5 minutos, revolviendo de vez en cuando. Vierta el jugo de limón sobre el pollo y las verduras; mezcle bien. Divida la mezcla de pollo en cantidades iguales sobre las tortillas y sirvalo (ver abajo).

Intercambios
2 Féculas
2 Carnes Magro
2 Vegetales
1/2 Grasa

Calorías 334
   Calorías por Grasa . . 93
Total de Grasa . . . . . .10 g
   Grasa Saturada . . . . . .1 g
Colesterol . . . . 46 mg
Sodio . . . . .375 mg
Carbohidrato . . . . . . .38 g
   Fibra Dietética . . . . . . .4 g
   Azúcares . . . . .5 g
Proteína . . . . .22 g

Toque Final

Ahora que va bien con estos rollos? Queso rayado, tomates picados, y crema agria, baja en grasa. No olvides: La clave es Moderación.

Pollo Agridulce

2 cucharadas de aceite canola

2 libras pechuga de pollo, deshuesado y despellejado, cortado en tiras delgadas

1 lata (20 onzas) trozos de piña en almíbar, escurrido, reservando el jugo

1 lata (8 onzas) castañas de agua rebanadas, escurrida

1 taza de florecitas de brócoli fresco

1 pimentón rojo mediano, cortado en trozos de 3/4 pulgada

2 cucharadas de salsa china ligera

1 cucharada de vinagre blanco

1 cucharada de ketchup

2 cucharadas de maicena

2 cucharadas de azúcar

1 taza de habichuelas frescas, cortadas

1 Caliente el aceite en una sartén grande o una olla oriental "wok" sobre fuego alto. Agregue el pollo y fría revolviéndolo por 4 a 5 minutos, o hasta que el pollo no se vea rosado.

2 Agregue los trozos de piña, castañas de agua, brócoli, y pimentón. Sofría por 3 a 4 minutos, o hasta que las verduras estén firmes pero tiernos.

3 En un tazón pequeño, combine el almíbar de la piña reservada, la salsa china, vinagre, ketchup, maicena, y azúcar; mezcle bien. Agregue al sartén y cocine por 3 minutos. Agregue las habichuelas y cocine por 1 minuto, o hasta que la salsa se espese. Sirva de inmediato.

Intercambios

1-1/2 Carbohidratos
3 Carnes Muy Magro
1 Vegetal
1 Grasa

Calorías 265
  Calorías por Grasa . . 58
Total de Grasa . . . . . . .6 g
  Grasa Saturada . . . . . .1 g
Colesterol . . . . 68 mg
Sodio . . . . .245 mg
Carbohidrato . . . . . . .25 g
  Fibra Dietética . . . . . . .2 g
  Azúcares . . . . .19 g
Proteína . . . . .26 g

Pasta-Rama a la Johnsons

Porción: 2 tazas, Total: 8 Porciones

1 libra de pasta tri-color enrollada

1 libra de pechuga de pavo magro, molido

1 botella (26 onzas) de salsa de espagueti

1 cebolla mediana, picada

3 dientes de ajo, finamente picado

2 zanahorias, finamente rebanadas

2 calabasas amarillas "yellow squash" medianos, cortados en trozos de 1/2 pulgadas

1 zapallito italiano "zucchini" grande, cortado en trozos de 1/2 pulgada

1 pimentón verde grande, picado

1/2 libra de hongos rebanados

1 Cocine la pasta de acuerdo con las instrucciones en el paquete, omitiendo la sal; escurra.

2 Mientras, en una olla sopera, dore el pavo sobre fuego alto, revolviendo constantemente. Agregue los ingredientes restantes y reduzca el fuego a medio-bajo; cubra y cocine por 20 a 30 minutos, o hasta que las verduras estén tiernas, revolviendo de vez en cuando.

3 Agregue la pasta a la olla; mezcle bien y cocine hasta que esté totalmente caliente. Sirva de inmediato.

Intercambios
4-1/2 Carbohidratos
2 Carnes Muy Magro

Calorías 431
Calorías por Grasa . . 50
Total de Grasa . . . . . . .6 g
Grasa Saturada . . . . . .2 g
Colesterol . . . . 39 mg
Sodio . . . . .535 mg
Carbohidrato . . . . . . .71 g
Fibra Dietética . . . . . . .6 g
Azúcares . . . . .19 g
Proteína . . . . .25 g

"Este es uno de mis favoritos. Es rápido, fácil, y es tan delicioso! Que platillo para utilizar cuando la familia se reúne. Haz que cada uno haga algo—esto añade a la diversión."

Pollo Cacciatore

Porción: 1 a 2 pedazos, Total: 5 Porciones

1 cebolla grande

1 cucharada de aceite oliva

1 paquete (8 onzas) hongos rebanados

2 pimentones (1 rojo y 1 verde), finamente rebanados

1 pollo despellejado (3 libras), cortado en 8 pedazos

1 botella (26 onzas) salsa de espagueti, ligero

1/2 taza de agua

1 Corte la cebolla en mitad, y después en rebanadas de 1/4 pulgadas. En una olla grande, caliente el aceite oliva sobre fuego medio-alto. Sofría la cebolla, hongos, y los pimentones por 3 a 4 minutos, o hasta que estén tiernos. Ponga las verduras en un tazón mediano, dejando en la olla el líquido que queda.

2 En la misma olla, sofría el pollo por 4 a 5 minutos de cada lado, o hasta que esté dorado. Agregue las verduras sofritas a la olla. Añada la salsa de espagueti y el agua; mezcle bien.

3 Reduzca el fuego a medio-bajo, tape, y cocine por 35 a 40 minutos, o hasta que el pollo esté tierno y completamente cocido.

Intercambios

1 Carbohidrato
4 Carnes Muy Magro
1 Vegetal
1 Grasa

Calorías 286
   Calorías por Grasa . . 84
Total de Grasa . . . . . . .9 g
   Grasa Saturada . . . . . .2 g
Colesterol . . . . 77 mg
Sodio . . . . .809 mg
Carbohidrato . . . . . . .21 g
   Fibra Dietética . . . . . . .6 g
   Azúcares . . . . .13 g
Proteína . . . . .30 g

Bueno para tí!

Vaya a caminar! Además de cortar las porciones, tratar de ser más activo puede ser todo lo que necesites para controlar tu peso y el nivel de azúcar en tu sangre. El mejor momento para hacer ejercicios es generalmente 30 a 60 minutos después del desayuno o la cena, pero asegurate de consultar tu médico para averiguar que es lo mejor para ti. Y sabes, TODO EL MUNDO puede beneficiarse de llevar este tipo de vida.

Muslos de Pollo Glaseados a la Barbacoa

Porción: 2 muslos, Total: 4 Porciones

1/2 taza vinagre de cidra de manzana

1/3 taza mostaza amarilla

2 cucharadas de azúcar morena ligera

1 cucharada mantequilla

1/2 cucharadita de salsa china ligero

1/2 cucharadita polvo chile

1/8 cucharadita de pimienta roja molida

1/2 cucharadita de pimienta negra molida

8 muslos de pollo despellejados

1 Pre-caliente el horno a 375°F. Rocíe una cacerola para hornear de 8 pulgadas con rociador no-adherente.

2 En un sartén mediano, combine todos los ingredientes menos el pollo sobre fuego mediano. Póngalo a hervir y deje hervir por 5 minutos, o hasta que la salsa se espese, revolviendo constantemente.

3 Ponga los muslos en la cacerola para hornear y vierta la mezcla de la salsa sobre ellos, cubriéndolos completamente. Hornee por 40 a 45 minutos, o hasta que el pollo no se le vea lo rosado y los jugos se vean claros.

Intercambios

1 Carbohidrato
3 Carnes Magro
1/2 Grasa

Calorías 264
  Calorías por Grasa . . 97
Total de Grasa . . . . . .11 g
  Grasa Saturada . . . . . .3 g
Colesterol . . . . 88 mg
Sodio . . . . .508 mg
Carbohidrato . . . . . . .16 g
  Fibra Dietética . . . . . . .4 g
  Azúcares . . . . .11 g
Proteína . . . . .28 g

"No creas que te vas a calentar por estar parado frente a la barbacoa—uh uh! Estos se cocinan en el horno. Aunque hay un poquito de azúcar en este plato, tu dietista te podrá ayudar a incluir comidas que contengan cantidades pequeñas de azúcar en tu menú; no tengas miedo preguntarle!"

Pollo a la Lata de Soda

Porción: 1 a 2 pedazos, Total: 5 Porciones

1/2 taza salsa para barbacoa

1 lata (12 onzas) soda de lima-limón de dieta, media llena

1 cucharada de albahaca seca

2 cucharaditas de páprika

1/2 cucharadita de cebolla en polvo

1/4 cucharadita ajo en polvo

1/4 cucharadita sal

1/4 cucharadita de pimienta negra molida

1 pollo entero (3-1/2 libras), despellejado

1 Quite la parrilla de arriba del horno. Pre-caliente el horno a 350°F. Agregue la salsa de barbacoa a la lata media llena de soda. En un tazón pequeño, combine la albahaca, páprika, cebolla en polvo, ajo en polvo, sal, y pimienta; mezcle bien y frote parejamente sobre el pollo.

2 Coloque la cavidad del pollo sobre la lata de soda para que el pollo esté sentado verticalmente sobre la lata. Ponga la lata sobre una plancha de hornear con borde, y hornee en la parrilla de abajo del horno por 1-1/2 a 1-3/4 horas, o hasta que no se vea rosado en el pollo y el jugo del pollo salga claro.

3 Corte el pollo en pedazos para servir y cuidadosamente vierta el resto de la salsa de la lata sobre el pollo.

Intercambios

5 Carnes Muy Magro
1 Grasa

Calorías 218
 Calorías por Grasa . . 73
Total de Grasa . . . . . . .8 g
 Grasa Saturada . . . . . .2 g
Colesterol . . . . 90 mg
Sodio . . . . .409 mg
Carbohidrato . . . . . . .4 g
 Fibra Dietética . . . . . . .1 g
 Azúcares . . . . .3 g
Proteína . . . . .30 g

Nota

Esta es una forma muy divertida de cocinar pollo. Pero ten cuidado—la lata de soda esta MUY CALIENTE. Usa los guantes de cocina cuando lo vayas a sacar del horno.

Pollo Balsámico

Porción: 1 mitad de pechuga, Total: 4 Porciones

1/4 taza de vinagre balsámico

2 cucharadads de aceite de oliva

1/2 cucharadita de ajo en polvo

1/4 cucharadita de sal

1/4 cucharadita de pimienta negra molida

4 mitades de pechuga de pollo, deshuesado y despellejado

1 Combine todos los ingredientes en una bolsa grande plástica resellable; mezcle bien. Selle la bolsa y póngalo en la refrigeradora por 30 minutos para marinar.

2 Caliente un molde para asar a la parrilla sobre fuego medio hasta que esté caliente. Ponga el pollo en la plancha, descartando el resto de la salsa para marinar, y cocine por 6 a 10 minutos de cada lado, o hasta que no se vea lo rosado y los jugos salgan claros.

Intercambios

5 Carnes Muy Magro
1/2 Grasa

Calorías 199
Calorías por Grasa . . 59
Total de Grasa . . . . . . .7 g
Grasa Saturada . . . . . .2 g
Colesterol . . . . 85 mg
Sodio . . . . .144 mg
Carbohidrato . . . . .2 g
Fibra Dietética . . . . . . .0 g
Azúcares . . . . .1 g
Proteína . . . . .31 g

"Cuando me di cuenta que tenía diabetes, pensé que lo único que podría comer era comida blanda. Vaya, estaba yo equivocada! Sólo prueba este pollo sensacional. Se cocina rápidamente en una sartén o en la parrilla. Y cuando se junta con verduras al vapor o a la parrilla, podemos todos sentirnos extravagantes!"

Pollo Griego en Sartén

Porción: 1 a 2 presas, Total: 5 Porciones

2 cucharadas de aceite oliva

3 cucharadas de jugo de limón, dividido

2 cucharadas de perejil fresco, picado, dividido

2 cucharaditas de orégano seco

1/4 cucharadita de pimienta negra molida

1 pollo (3 libras) despellejado y cortado en 8 pedazos

1/2 taza de queso feta, desmenuzado

1 En un tazón mediano, combine el aceite de oliva, 2 cucharadas del jugo de limón, 1 cucharada de perejil, orégano, y pimienta molida; mezcle bien. Agregue el pollo y dele vuelta para cubrirlo completamente.

2 Caliente una sartén grande sobre fuego alto y dore el pollo por 5 a 6 minutos de cada lado; reduzca el fuego a bajo, tape, y cocine por 10 minutos.

3 Agregue lo que queda del jugo de limón (1 cucharada), el perejil, y queso feta; tape y cocine a fuego bajo por 5 minutos, o hasta que el queso se suavice y al pollo no se le vea lo rosado.

Intercambios
4 Carnes Magro
1/2 Grasa

Calorías 242
  Calorías por Grasa . 124
Total de Grasa . . . . . .14 g
  Grasa Saturada . . . . . .5 g
Colesterol . . . . 87 mg
Sodio . . . . .203 mg
Carbohidrato . . . . .1 g
  Fibra Dietética . . . . . . .0 g
  Azúcares . . . . .1 g
Proteína . . . . .27 g

"Este platillo de pollo fácil sólo está en la estufa por 20 minutos, y estarás comiéndolo en un dos por tres! El queso feta es realmente sabroso, y un poco rinde mucho en agregarle chispa."

Pollo con Trio de Pimentones

Porción: 2 tazas, Total: 6 Porciones

1 libra de pechuga de pollo, deshuesado, despellejado, cortado en tiras de 1/2 pulgadas

3/4 taza aderezo de ensalada Italiana, reducido-en-grasa, dividido

6 pimentones medianos (2 rojos, 2 verdes, 2 amarillos) cortados en tiras delgadas

1 paquete (10 onzas) de espinaca fresca, lavada y recortada

1 Ponga el pollo en una cacerola para hornear cuadrada de 8 pulgadas y agregue 1/2 taza de aderezo de ensalada italiana; mezcle bien. Cubra y deje en la refrigeradora por 1 hora para marinar.

2 Caliente un recipiente para cocinar a la parrilla sobre fuego alto hasta que esté caliente. Ponga el pollo en el recipiente, botando la salsa para marinar. Cocine el pollo por 2 a 3 minutos por cada lado, o hasta que no se vea lo rosado en el pollo. Saque el pollo del recipiente; ponga a un lado. Agregue los pimentones al recipiente y cocine por 4 a 5 minutos, o hasta que estén tiernos y tostados, revolviendo de vez en cuando.

3 Regrese el pollo al recipiente y cocine hasta que esté completamente caliente. Ponga la espinaca en un tazón grande y agregue la mezcla del pollo y lo que queda de la taza de aderezo italiano (1/4 taza); revuelva bien. Sirva de inmediato.

Intercambios

2 Carnes Magro
2 Vegetales

Calorías 149
  Calorías por Grasa . . 27
Total de Grasa . . . . . . .3 g
  Grasa Saturada . . . . . .1 g
Colesterol . . . . 46 mg
Sodio . . . . .381 mg
Carbohidrato . . . . . . .12 g
  Fibra Dietética . . . . . . .4 g
  Azúcares . . . . .4 g
Proteína . . . . .19 g

"Si estas tratando de encontrar un platillo delicioso que también es bueno a la vista, no busques más, por que lo que vez en la portada de este libro es lo que puedes tener en tu mesa en pocos minutos... sinceramente!

Pollo Bajo Capas

Porción: 1 a 2 presas, Total: 5 Porciones

1 un pollo entero (3 libras) despellejado

1 cebolla pequeña, cortada en cuartos

1/2 cucharadita de salvia (rubbed sage)

1/2 cucharadita de páprika

2 dientes de ajo, finamente picados

1/4 cucharadita de sal

1/4 cucharadita de pimienta negra molida

4 a 5 hojas de lechuga "iceberg" lavadas y secadas

1 Pre-caliente el horno a 350°F. Ponga la pechuga del pollo para arriba en una cacerola para hornear de 9" × 13". Ponga la cebolla dentro de la cavidad del pollo.

2 En un tazón, combine los ingredientes restantes menos la lechuga; mezcle bien. Frote el pollo, parejamente, con la mezcla de las especias. Ponga la lechuga sobre la parte de arriba del pollo cubriéndolo completamente.

3 Hornee el pollo por 80 a 90 minutos, o hasta que no se vea lo rosado en el pollo y los jugos salgan claros. Bote la lechuga y corte el pollo en pedazos para servirlo.

Intercambios

4 Carnes Muy Magro
1/2 Grasa

Calorías 175
  Calorías por Grasa . . 59
Total de Grasa . . . . . . .7 g
  Grasa Saturada . . . . . .2 g
Colesterol . . . . 77 mg
Sodio . . . . .192 mg
Carbohidrato . . . . . . .2 g
  Fibra Dietética . . . . . . .0 g
  Azúcares . . . . .1 g
Proteína . . . . .26 g

"Al cubrir el pollo, sin pellejo, con la lechuga, éste se mantiene bien jugoso—con casí nada de grasa. Ahora eso es algo por el cual entusiasmarse.

Pollo "Frito" al Horno

Porción: 2 presas, Total: 5 Porciones

1 pollo (3 a 3-1/2 libras) despellejado, cortado en 10 pedazos (corte cada pechuga en mitad)

2 cucharadas de harina

1/2 cucharadita de sal

1/4 cucharadita de pimienta negra molida

3 claras de huevo

1-1/2 tazas de cornflakes desmenuzado

1/2 cucharadita de salvia molida

Rociador no-adherente

1 Pre-caliente el horno a 350°F. Rocíe un molde para hornear con bordes con rociador no-adherente.

2 En una plato llano, combine la harina, sal, y pimienta molida. En un tazón mediano, bata ligeramente las claras de huevo. En un tazón grande, combine el cornflakes y la salvia.

3 Cubra los pedazos de pollo completamente con la mezcla de harina, y después con la clara de huevos, y el cornflakes. Ponga el pollo en el molde de hornear. Ligeramente rocíe la parte de arriba del pollo con rociador no-adherente y hornee por 45 a 50 minutos o hasta que no se vea lo rosado del pollo y los jugos salgan claros.

Intercambios

1-1/2 Féculas
4 Carnes Muy Magro
1/2 Grasa

Calorías 299
Calorías por Grasa . . 64
Total de Grasa . . . . . . .7 g
Grasa Saturada . . . . . .2 g
Colesterol . . . . 84 mg
Sodio . . . . .627 mg
Carbohidrato . . . . . . .25 g
Fibra Dietética . . . . . . .1 g
Azúcares . . . . .3 g
Proteína . . . . .32 g

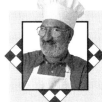

"No le digan a las hormigas, pero nos vamos a un paseo! Y esto es muy simple cuando dejamos que el horno haga todo el trabajo! Hornee este favorito Americano de todos en vez de freírlo en una sartén caliente y grasosa. O—y sabes que puede ser muy bueno con esto? Ensalada de Habichuelas Verdes con Tomate (pág. 35). Diviértete!"

Pastel Buen Pastor sobre Fuego

Porción: 1/8 receta, Total: 8 Porciones

2 tazas de pollo cocido en cubitos (vea nota)

1 paquete (16 onzas) verduras mixtas, descongeladas y escurridas

1 lata (10-3/4 onzas) crema de pollo condensado, reducido-en-sodio

1/2 taza de leche, bajo-en-grasa

1/4 cucharadita de cebolla en polvo

1/4 cucharadita de pimienta negra molida

3 tazas de puré papas (instantánea o sobradas de una comida anterior)

1 En una sartén grande, combine todos los ingredientes menos las papas sobre fuego alto; mezcle bien. Cocine por 5 a 8 minutos, o hasta que esté totalmente caliente, revolviendo frecuentemente.

2 Quite la sartén de la calor y cubra completamente con las papas. Sirva de inmediato.

Nota

Utiliza las sobras de pollo de una comida anterior o compre en el supermercado trozos gruesos de pechuga de pavo—haz lo que sea más fácil!

Intercambios

1-1/2 Féculas
2 Carnes Magro

Calorías 221
  Calorías por Grasa . . 72
Total de Grasa . . . . . . .8 g
  Grasa Saturada . . . . . .4 g
Colesterol . . . . 46 mg
Sodio . . . . .483 mg
Carbohidrato . . . . . .23 g
  Fibra Dietética . . . . . . .4 g
  Azúcares . . . . .5 g
Proteína . . . . .14 g

"Este platillo es ideal para cuando la temperatura se torne un poco fresca, y trae un premio consigo; puedes utilizar cualquier verdura, pollo, o pavo que tengas en la refrigeradora de otra comida, para hacerlo una verdadera comida que te mantenga dentro de tu presupuesto."

Fajitas de Pollo Búfalo

Porción: 3 tiras, Total: 4 Porciones

1 cucharada de mantequilla

1-1/2 libras de pechuga de pollo, deshuesado, despellejado, cortado en 12 tiras

1/4 taza de salsa picante de Cayena "cayenne pepper sauce"

1 En una sartén grande, derrita la mantequilla sobre fuego medio alto.

2 Agregue el pollo y la salsa picante y cocine por 6 a 8 minutos, o hasta que el pollo no se le vea lo rosado y la salsa se espese y cubra el pollo. Sirva de inmediato.

Toque Final

Para lograr el sabor tradicional de alitas de pollo a la Búfalo, sirva estos como bocadillo con pedacitos de apio y queso tipo roquefort, bajo-en-grasa

Intercambios
5 Carnes Muy Magro
1 Grasa

Calorías 230
  Calorías por Grasa . . 64
Total de Grasa . . . . . . .7 g
  Grasa Saturada . . . . . .3 g
Colesterol . . . . 110 mg
Sodio . . . . .209 mg
Carbohidrato . . . . .0 g
  Fibra Dietética . . . . . . .0 g
  Azúcares . . . . .0 g
Proteína . . . . .38 g

Hamburguesas de Salchicha Delgadas y Equilibradas

Porción: 1 hamburguesa, Total: 4 Porciones

1 libra de pechuga de pavo molido

1 cebolla pequeña, picada

1/4 taza de sustituto de huevo

2 cucharadas de pan seco molido

1 cucharadita de tomillo seco

1 cucharadita de pepitas de hinojo ("fennel seed")

1/2 cucharadita de ajo en polvo

1/4 cucharadita de sal

1/2 cucharadita de pimienta negra molida

1/4 cucharadita de pimienta roja molida

1 Combine todos los ingredientes en un tazón grande; mezcle bien. Forme la mezcla en 4 hamburguesas de igual tamaño.

2 Rocíe una sartén grande con rociador no-adherente. Ponga las hamburguesas en la sartén y cocinelas sobre fuego medio por 3 a 4 minutos por cada lado, o hasta que no quede color rosado en el centro.

Intercambios
1/2 Fécula
3 Carnes Muy Magro

Calorías 155
  Calorías por Grasa . . . 9
Total de Grasa . . . . . . .1 g
  Grasa Saturada . . . . . .0 g
Colesterol . . . . 70 mg
Sodio . . . . .259 mg
Carbohidrato . . . . . . .5 g
  Fibra Dietética . . . . . . .0 g
  Azúcares . . . . .2 g
Proteína . . . . .30 g

"Estas hamburguesas de pavo están repletas de sabor por sí solas, pero quizás quieras servirlas con panecillos de harina de trigo entero, lechuga y tomate o quizás unas cebollas sofritas. De cualquier forma, ya que las estás haciendo tu mismo (sí, tu puedes hacerlas) no estarán llenas de grasa."

Emparedado Abierto — "Sloppy Joes"

Porción: 1 Emparedado, Total: 6 Porciones

1 cucharadita de aceite canola

1 libra de pechuga de pavo molido

1 cebolla mediana, picada

1 tallo de apio, picado

1/2 pimentón verde mediano, picado

2 dientes de ajo, finamente picados

1 lata (8 onzas) salsa de tomate

1/4 taza salsa inglesa "Worcestershire"

3/4 taza de agua

1/8 cucharadita de pimienta negra molida

3 panecillos de hamburguesa, partidos por mitad

1 En una sartén grande, caliente el aceite sobre fuego medio-alto y cocine el pavo hasta que esté dorado, revolviendo para separar la carne.

2 Agregue la cebolla, apio, pimentón, y ajo, y sofría por 5 minutos, revolviendo a menudo.

3 Mezcle los ingredientes que quedan, menos los panecillos y cocine todo sobre fuego medio por 10 minutos, o hasta que se espese. Sirva sobre la mitad de los panecillos en forma de emparedados abiertos.

Intercambios

1 Fécula
3 Carnes Muy Magro
1 Vegetal

Calorías 201
  Calorías por Grasa . . 37
Total de Grasa . . . . . . .4 g
  Grasa Saturada . . . . . .0 g
Colesterol . . . . 47 mg
Sodio . . . . .522 mg
Carbohidrato . . . . . . .19 g
  Fibra Dietética . . . . . . .2 g
  Azúcares . . . . .7 g
Proteína . . . . .22 g

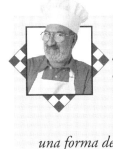

"Te sientes desafiante? Animate a descubrirte . . . con un emparedado "Sloppy Joes," quiero decir! Es una forma deliciosa de contar nuestros carbohidratos."

Hamburguesa de Pavo
con Queso "Cheddar"

Porción: 1 hamburguesa, Total: 6 Porciones

1-1/2 libras de pechuga de pavo
molido

1 taza (4 onzas) de queso
Cheddar reducido-en-grasa,
desmenuzado

1/2 cucharadita de cebolla en polvo

1/2 cucharadita de ajo en polvo

1/4 cucharadita de sal

1 cucharadita de pimienta negra
molida

1 En un tazón grande, combine
todos los ingredientes; mezcle
bien. Forme 6 hamburguesas del
mismo tamaño.

2 Rocíe una sartén grande con aceite
rociador no-adherente y cocine las
hamburguesas sobre fuego medio por
3 a 4 minutos de cada lado, o hasta
que los jugos se vean claros y no se vea
lo rosado. Sirva de inmediato.

Intercambios
5 Carnes Muy Magro

Calorías 182
Calorías por Grasa . . 42
Total de Grasa . . . . . . .5 g
Grasa Saturada . . . . . .3 g
Colesterol . . . . 86 mg
Sodio . . . . .298 mg
Carbohidrato . . . . .1 g
Fibra Dietética . . . . . . .0 g
Azúcares . . . . .0 g
Proteína . . . . .33 g

*He aquí una versión
más liviana de uno de
los platillos americanos
más favoritos. Ya sea que
estén cocidos en una
sartén o a la parrilla, estas hamburguesas, bajas-en-grasa, serán devo-
radas por toda la familia. Para esta
versión un poco distinta, trata de
hacer éstas en forma de pastel de
carne. Mmm mmm—dos recetas
deliciosas en una!*

Pavo Française

1/2 taza de harina

1 cucharada de perejil fresco picado

1/2 cucharadita de sal

3/4 taza sustituto de huevo

2 cucharadas de aceite de oliva

2 cucharadas de mantequilla, dividida

6 pedazos de pechuga de pavo (un total de 1-1/2 libras)

2/3 taza de vino blanco seco

Jugo de 1 limón

1 En una plato llano, combine la harina, perejil, y sal; mezcle bien. Ponga el sustituto de huevos en otro plato llano.

2 En una sartén grande, caliente el aceite de oliva, mientras derrita 1 cucharada de la mantequilla sobre fuego medio. Ponga el pavo dentro de la mezcla de la harina, y entonces en el sustituto de huevos, cubriendo completamente.

3 Fría el pavo, varios a la vez si se puede, por 2 o 3 minutos de cada lado, o hasta que estén dorados. Agregue la otra cucharada de mantequilla, el vino, y el jugo de limón a la sartén; mezcle bien y regrese el pavo a la sartén. Cocine por 2 o 3 minutos, o hasta que la salsa se empiece a espesar ligeramente. Sirva el pavo con la salsa encima.

Intercambios
1/2 Fécula
4 Carnes Magro

Calorías 269
  Calorías por Grasa . 107
Total de Grasa . . . . . .12 g
  Grasa Saturada . . . . . .3 g
Colesterol . . . . 72 mg
Sodio . . . . .350 mg
Carbohidrato . . . . . . .9 g
  Fibra Dietética . . . . . . .0 g
  Azúcares . . . . .1 g
Proteína . . . . .28 g

Toque Final

Este es fácil de adornar agregándole rebanadas de limón y perejil picado un poco antes de servir. Veálo en el intercalado de la foto B.

Salchichas y Pimentones Asados

3 cucharadas de aceite oliva

2 cucharadas de vinagre balsámico

1 cucharadita de sazón italiano

1/2 cucharadita de sal

1/4 cucharadita pimienta negra molida

1-1/2 libras de chorizos de pavo italiano unidas (ver abajo)

3 pimentones medianos (1 rojo, 1 amarillo, y 1 verde), cortados en pedazos de 2 pulgadas

2 cebollas rojas medianas, c/u cortada en 6 pedazos en forma de cuñas

2 zapallito italiano "zucchini" grandes, cortados en pedazos de 1 pulgada

1 Pre-caliente el horno a 425°F. En una cacerola para hornear de 9" × 13", combine el aceite, vinagre, sazón italiano, sal, y pimienta molida. Agregue los chorizos, pimentones, cebolla, y zapallito italiano; revuelve para cubrir completamente.

2 Hornee por 30 minutos. Revuelva las verduras y los chorizos y bañelos con el jugo de la cacerola. Hornee por 15 a 20 minutos más, o hasta que estén completamente cocidos.

Bueno para tí!

Claro que puedes usar cualquier tipo de chorizos con esta receta, incluyendo el italiano dulce o quizás uno de puerco. Pero, cuando intercambias de esta manera, recuerda de estar alerta de como cambia el valor alimenticio del platillo.

Intercambios

2 Carnes Media Grasa
3 Vegetales
1 Grasa

Calorías 279
  Calorías por Grasa . 145
Total de Grasa . . . . . .16 g
  Grasa Saturada . . . . . .5 g
Colesterol . . . . 89 mg
Sodio . . . . .894 mg
Carbohidrato . . . . . . .13 g
  Fibra Dietética . . . . . . .3 g
  Azúcares . . . . .8 g
Proteína . . . . .21 g

Gallina Cornualles Glaseadas
con Jugo Cítrico

Porción: 1 gallina, Total: 4 Porciones

4 gallinas Cornualles (1 libra c/u)

1 naranja mediana, cuarteada

1/2 cucharadita de sal

1/4 cucharadita de pimienta negra molida

1 paquete (4-porciones) de gelatina de sabor naranja, sin azúcar

1/4 taza de miel

1/4 taza jugo de naranja

"Estas gallinitas son grandes en sabor, gracias a la gelatina (sin azúcar) y la miel. Quieres avivarlo aún más? Rocía un poco de deleite de naranja "orange zest" sobre las gallinas unos minutos antes de servirlas."

1 Pre-caliente el horno a 350°F. Rocíe una cacerola para asar con rociador no-adherente. Ponga las gallinas en la cacerola; ponga un pedazo de la naranja cuarteada dentro de la cavidad de cada gallina. Sazone con sal y pimienta.

2 En un tazón pequeño, combine los ingredientes que faltan y vierta sobre las gallinas. Ponga a asar, al descubierto, por 1-1/4 a 1-1/2 horas, o hasta que no se vea lo rosado y los jugos salgan claros, bañe con los jugos de la cacerola cada 20 minutos.

3 Sirva entero, o corte en mitades; rocíe con el jugo glaseado de la cacerola.

Intercambios

(sin pellejo)
1-1/2 Carbohidratos
3 Carnes Muy Magro

Calorías 198
  Calorías por Grasa . . 31
Total de Grasa . . . . . . .3 g
  Grasa Saturada . . . . . .1 g
Colesterol . . . . 94 mg
Sodio . . . . .404 mg
Carbohidrato . . . . . . .20 g
  Fibra Dietética . . . . . . .0 g
  Azúcares . . . . .19 g
Proteína . . . . .22 g

Intercambios

(con pellejo)
1-1/2 Carbohidratos
6 Carnes con Media Grasa
1/2 Grasa

Calorías 573
  Calorías por Grasa . 312
Total de Grasa . . . . . .35 g
  Grasa Saturada . . . . . .10 g
Colesterol . . . . 249 mg
Sodio . . . . .469 mg
Carbohidrato . . . . . . .20 g
  Fibra Dietética . . . . . . .0 g
  Azúcares . . . . .19 g
Proteína . . . . .44 g

Pollo Nicole Mediterráneo

Porción: 1 taza, Total: 4 Porciones

2 cucharadas de aceite oliva

1 libra de pechuga de pollo, deshuesado, despellejado, cortado en trozos

1 cucharadita de albahaca seca

1 diente de ajo, finamente picado

1/2 cebolla pequeña, picada

1/2 pimentón verde pequeño, picado

1/2 pimentón rojo pequeño, picado

1/3 taza de vino blanco seco

1 lata (14-1/2 onzas) tomate picado

1/4 taza aceitunas verdes rellenas con pimentones, picados

1/4 cucharadita de pimienta negra molida

1 En una sartén grande, caliente el aceite sobre fuego medio. Agregue el pollo y albahaca a la sartén y dore el pollo, revolviendo frecuentemente.

2 Agregue los ingredientes que quedan y cocine, destapado, por 20 minutos, o hasta que las verduras estén tiernas y no se vea lo rosado en el pollo y los jugos salgan claros.

Intercambios

3 Carnes Muy Magro
2 Vegetales
1-1/2 Grasas

Calorías 240
  Calorías por Grasa . . 93
Total de Grasa . . . . . .10 g
  Grasa Saturada . . . . . .2 g
Colesterol . . . . 68 mg
Sodio . . . . .455 mg
Carbohidrato . . . . .8 g
  Fibra Dietética . . . . . . .2 g
  Azúcares . . . . .5 g
Proteína . . . . .27 g

"Mi itinerario me mantiene en la carretera tanto que cuando tengo un momento libre y me quedo en la casa y cocino una buena comida para mi familia, este es el que escojo con más frecuencia. El poquito de vino que contiene hace que sea muy elegante!"

Avestruz Oscurecida

Porción: 1 filete, Total: 2 Porciones

1 cucharadita de pimienta inglesa ("allspice")

1 cucharadita de tomillo seco

1/4 cucharadita de canela en polvo

1/4 cucharadita de ajo en polvo

1/4 cucharadita de pimienta roja molida

1/8 cucharadita de sal

2 filetes de avestruz (6 onzas c/u)

1 cucharadita de aceite canola

1 En un tazón pequeño, combine la pimienta inglesa, el tomillo, canela, ajo en polvo, pimienta roja molida, y sal; mezcle bien. Ponga los filetes en la mezcla y dele vuelta para cubrirlos completamente.

2 Caliente el aceite en un sartén mediano sobre fuego medio-alto. Cocine los filetes por 4 a 5 minutos de cada lado, o hasta que estén cocidos al gusto. Rebane cada filete finamente, y sirva.

Ideas para servirlo

Esto se convierte en algo aún más especial cuando se sirve con una salsa de maíz, combinando una lata pequeña de hojuelas de maíz, escurrido, 2 cebollinas picadas, un tomate, sin pepas, finamente picado, 1-1/2 cucharaditas de vinagre de cidra de manzana, 1 cucharada de cilantro picado, y 1 cucharadita de comino molido. Me gusta hacer la salsa un poco antes para poderlo servir frío con el avestruz caliente.

Intercambios

5 Carnes Muy Magro
1/2 Grasa

Calorías 201	
Calorías por Grasa . . 54	
Total de Grasa . . . . . . .6 g	
Grasa Saturada . . . . . .0 g	
Colesterol . . . . 122 mg	
Sodio . . . . .239 mg	
Carbohidrato . . . . .0 g	
Fibra Dietética . . . . . . .0 g	
Azúcares . . . . .0 g	
Proteína . . . . .34 g	

"Jo! Avestruz?! Confía en mi con éste! El Avestruz es muy bajo en grasa, y, aunque es considerado ave de corral, su sabor es similar al de carne de res. La mayoría de nuestros supermercados ahora lo venden, por lo tanto, pruébalo. Les prometo, una mordida y se convertirán en creyentes!"

Carnes que Hacen Agua la Boca

Bistec Provenzal

Porción: 1/6 receta, Total: 6 Porciones

1 cucharada aceite canola

1 bistec de cinta sin hueso "beef top sirloin steak," cortado en trozos de 1 pulgada

1 cebolla grande, picada

3 dientes de ajo, finamente picado

1/2 cucharadita de pimienta negra molida

3 calabazas amarillas "yellow squash," cortadas en trozos de 1 pulgada

1 lata (15 onzas) de frijoles "Great Northern," enjuagados y escurridos

1 lata (14-1/2 onzas) tomates en cubitos

2 cucharadas de albahaca fresca, picada

2 tazas de hojas de espinaca, recortadas

1 cucharada de queso Parmesano, rayado

1 En una olla sopera, caliente el aceite sobre fuego alto. Agregue el bistec, cebolla, ajo, y pimienta molida. Sofría por 6 a 8 minutos, o hasta que el bistec y las cebollas estén doradas, revolviendo frecuentemente.

2 Agregue las calabazas amarillas, reduzca el fuego a medio, y cocine por 3 a 4 minutos, o hasta que las calabazas estén tiernas. Agregue los frijoles, tomates, y albahaca: mezcle bien. Cocine por 3 a 4 minutos más, o hasta que esté totalmente caliente.

3 Un poco antes de servir, agregue la espinaca y cocine por 2 a 3 minutos, o hasta que la espinaca esté cocida. Rocíelo con el queso Parmesano y sirvalo.

Intercambios

1 Fécula
2 Carnes Magro
2 Vegetales

Calorías 233
  Calorías por Grasa . . 60
Total de Grasa . . . . . . .7 g
  Grasa Saturada . . . . . .1 g
Colesterol . . . . 44 mg
Sodio . . . . .301 mg
Carbohidrato . . . . . . .23 g
  Fibra Dietética . . . . . . .6 g
  Azúcares . . . . .8 g
Proteína . . . . .22 g

"Vea este platillo Continental tan colorido en el intercalado en la Foto C."

Bistec — Adentro para Afuera

Porción: 3 a 4 rebanadas, Total: 8 Porciones

3 cucharadas de aceite oliva

2 cucharadas de vinagre de vino rojo

1 cebollina, finamente rebanada

2 dientes de ajo, finamente picado

1/2 cucharadita sal

1 cucharadita pimienta

1 bistec de espaldilla de res "beef flank steak," (2 libras, de + o – 1 pulgada de grosor)

1 En una bolsa plástica de almacenar resellable, combine todos los ingredientes menos el bistec; mezcle bien. Haga incisiones diagonales superficiales, de 1-1/2 pulgadas de separación, en ambos lados del bistec. Ponga el bistec en la bolsa plástica, selle y deje marinar en la refrigeradora por lo menos por 4 horas, o durante toda una noche, dando vuelta a la bolsa ocasionalmente.

2 Caliente una olla para parilla grande sobre fuego alto hasta que esté caliente. Saque el bistec de la bolsa y póngalo en la olla; bote lo que queda de la salsa para marinar. Cocine el bistec por 4 a 5 minutos de cada lado para término medio, o hasta que se cocine al término deseado.

3 Rebane finamente el bistec contra la veta y sirvalo.

Intercambios

3 Carnes Magro
1/2 Grasa

Calorías 188
  Calorías por Grasa . . 94
Total de Grasa . . . . . .10 g
  Grasa Saturada . . . . . .4 g
Colesterol . . . . 54 mg
Sodio . . . . .138 mg
Carbohidrato . . . . .0 g
  Fibra Dietética . . . . . . .0 g
  Azúcares . . . . .0 g
Proteína . . . . .22 g

Toque Final

Por qué no darle más color a este platillo rociándolo con pedazos adicionales de cebollina, antes de servirlo?

Singapur Rehogado

1 cucharada de aceite vegetal

1 bistec de espaldilla de res "beef flank steak," (1-1/2 libras, de + o – 1 pulgada de grosor), cortado en tiras finas

1/2 taza de salsa agridulce

3 cucharadas de salsa china ligera

2 cucharadas de ajo, finamente picado

1 cucharada de jengibre molido

1/2 cucharadita de salsa picante

1/2 cucharadita de pimienta negra molida

1 paquete (16 onzas) verduras mixtas para rehogar "stir-fry," descongelados y escurridos

1 En una sartén grande, caliente el aceite sobre fuego medio. Agregue las tiras de bistec y dore por 5 a 6 minutos de cada lado.

2 Mientras, en un tazón pequeño, combine la salsa agridulce, salsa china, ajo, jengibre, salsa picante, y pimienta molida. Agregue esta salsa al bistec y los vegetales.

3 Reduzca el fuego a bajo y cocine por 3 a 5 minutos, revolviendo hasta que esté completamente mezclado y caliente.

Bueno para tí!

Aunque la red internacional de comunicación nunca podrá reemplazar a nuestros médicos, nos proporcionan muchos sitios en donde podemos lograr respuestas a muchas de las preguntas comunes sobre diabetes. En caso de que no lo tengas ya, la dirección de la página de la red internacional de la American Diabetes Association es http://www.diabetes.org. Visite nuestra página!

Intercambios

1/2 Carbohidrato
3 Carnes Magro
1 Vegetal
1/2 Grasa

Calorías 246
  Calorías por Grasa . . 95
Total de Grasa . . . . . .11 g
  Grasa Saturada . . . . . .3 g
Colesterol . . . . 54 mg
Sodio . . . . .517 mg
Carbohidrato . . . . . . .12 g
  Fibra Dietética . . . . . . .2 g
  Azúcares . . . . .9 g
Proteína . . . . .23 g

Bistec Encrustado — Tostado

Porción: 1 Bistec, Total: 4 Porciones

1 lata (2.8 onzas) cebollas fritas a la francesa "french-fried onions," gruesamente desmenuzados

2 cucharadas de aceite oliva

2 cucharaditas de mostaza oscura picante

4 pulpas de res blanca "beef top round" finamente rebanado (total 1 libra)

1 Coloque el plato de la parrilla 8 a 10 pulgadas de la calor y pre-caliente la parrilla. Vierta la cebolla en un plato llano.

2 En otro plato llano, combine el aceite y la mostaza. Introduzca el bistec en la mezcla de aceite, y después en la cebolla, cubriéndolos completamente con cada uno.

3 Coloque los bistec en una plancha para hornear con borde y ase por 3 a 4 minutos de cada lado, o hasta que estén completamente cocidos.

Intercambios

1/2 Fécula
3 Carnes Magro
2-1/2 Grasas

Calorías 313
  Calorías por Grasa . 192
Total de Grasa . . . . . .21 g
  Grasa Saturada . . . . . .6 g
Colesterol . . . . 58 mg
Sodio . . . . .259 mg
Carbohidrato . . . . . . .9 g
  Fibra Dietética . . . . . . .0 g
  Azúcares . . . . .0 g
Proteína . . . . .20 g

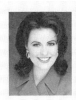

"Cuál es la diferencia entre un plan de comidas para personas con diabetes y un plan de comidas para cualquier persona?
El escoger ingredientes más saludables, balanceando los carbohidratos y calorías, y dejar de comer antes de estar saciado! Quién no podría bene-ficiarse de seguir un plan de comidas, bajo en grasa, lleno de fibras, y delicioso?"

Asado Tachonado con Ajo y Jalapeño

Porción: 3 a 4 pedazos, Total: 10 Porciones

1 lomo (3-libras) "beef eye of the round roast"

1 picante jalapeño, cortado en 20 pedacitos (vea abajo)

20 dientes de ajo

6 cebollinas

1 cucharadita de salsa para sazonar y dorar

1 cucharadita de sal

1/4 cucharadita de pimienta roja molida

1 Pre-caliente el horno a 400°F. Rocíe una olla para asar con rociador no-adherente. Con un cuchillo afilado, cuidadosamente haga 20 incisiones de + o – 1-1/2 pulgadas de hondo en la superficie del lomo en forma pareja. Introduzca un pedazo del picante jalapeño y un diente de ajo en cada uno de las incisiones.

2 Ponga las cebollinas dentro de la olla y ponga la carne sobre las cebollinas. Con una brocha de cocina cubra la carne con la salsa para sazonar y dorar. Sazone con sal y pimienta molida roja y ponga a asar por 45 a 60 minutos, o hasta que el lomo llegue al término deseado.

3 Saque el lomo de la olla y ponga sobre una tabla de cortar. Finamente rebane el lomo y vierta con una cuchara los jugos de la olla sobre cada pedazo del lomo al momento de servirlo.

Intercambios
4 Carnes Muy Magro
1/2 Grasa

Calorías 163
Calorías por Grasa . . 39
Total de Grasa . . . . . . .4 g
Grasa Saturada . . . . . .2 g
Colesterol . . . . 62 mg
Sodio . . . . .293 mg
Carbohidrato . . . . .3 g
Fibra Dietética . . . . . . .1 g
Azúcares . . . . .2 g
Proteína . . . . .26 g

"Cuando trabajo con picante, he aprendido que si me cubro las manos levemente con aceite vegetal, no siento las quemadas de los jugos y las pepitas del picante. Pareciera que tuviera guantes puestos. Pero ten cuidado—el aceite en tus manos también puede hacer que los utensilios de cocina (incluyendo cuchillos!) se tornen resbalozos! Y, recuerda que aunque te hayas cubierto las manos con aceite, no debes pasartelas sobre los ojos ni la boca!"

Asado de Cola Caramelizado

Porción: 2 a 3 rebanadas, Total: 8 Porciones

1 pulpa de res negra (3-libras) "beef bottom round roast"

1/2 cucharadita de sal

1/2 cucharadita de pimienta

1/2 cucharadita de ajo en polvo

1 taza de cola de dieta

1/2 taza de salsa chile

1 cucharada de salsa inglesa "Worcestershire"

1 Pre-caliente el horno a 325°F. Rocíe una cacerola para hornear con rociador no-adherente y ponga la carne en la cacerola. Sazone con sal, pimienta y ajo en polvo.

2 En un tazón pequeño, combine los ingredientes que quedan y vierta sobre la carne. Cubra con papel aluminio y ponga a asar por 2-1/2 horas, o hasta que esté tierno.

3 Rebane el asado. Sirva el asado, con la salsa que queda en la olla, encima.

Intercambios
4 Carnes Magro

Calorías 220
  Calorías por Grasa . . 74
Total de Grasa . . . . . . .8 g
  Grasa Saturada . . . . . .3 g
Colesterol . . . . 87 mg
Sodio . . . . .447 mg
Carbohidrato . . . . .4 g
  Fibra Dietética . . . . . . .0 g
  Azúcares . . . . .2 g
Proteína . . . . .33 g

"Puedes creer que una cola regular contiene NUEVE cucharaditas de azúcar y prácticamente tres veces los gramos de carbohidratos que una cola de dieta?! Es fácil entonces saber la que debemos escoger. Sus sabores son tan parecidos, que nadie podrá distinguir entre las dos en esta receta."

Asado en Olla con Estragón

Porción: 2 a 3 rebanadas, Total: 8 Porciones

1 pulpa de res negra (3-libras) "beef bottom round roast"

1 cebolla mediana, picada

2 zanahorias, rebanadas

1/2 taza vino rojo seco

1/2 taza de agua

1 cucharada de ajo, finamente picado

1 cucharada de estragón seco

1/4 cucharadita de pimienta negra molida

1 Pre-caliente el horno a 325°F. Rocíe una cacerola para hornear con rociador no-adherente y ponga la carne en la cacerola.

2 En un tazón pequeño, combine los ingredientes que faltan y vierta sobre la carne. Ponga a asar por 1-1/2 a 2 horas, o hasta que el asado esté tierno al introducirle un tenedor.

3 Rebane el asado. Sirva el asado, con la salsa que queda en la olla, encima.

Intercambios
4 Carnes Magro

Calorías 230
  Calorías por Grasa . . 74
Total de Grasa . . . . . . .8 g
  Grasa Saturada . . . . .3 g
Colesterol . . . . 87 mg
Sodio . . . . .83 mg
Carbohidrato . . . . .4 g
  Fibra Dietética . . . . . . .1 g
  Azúcares . . . . .3 g
Proteína . . . . .33 g

"Sauerbraten" Nuevo Mundo

Porción: 3 a 4 rebanadas, Total: 8 Porciones

3 cucharadas de aceite vegetal

2 cucharadas de vinagre de cidra de manzana

1 lata (12 onzas) soda "ginger ale" de dieta

1/3 taza jugo de limón

3/4 cucharadita de ajo en polvo

1/8 cucharadita de clavito de olor en polvo

1/2 cucharadita de sal

1/4 cucharadita de pimienta

1 cebolla pequeña, picada

1 pulpa de res blanca "beef top round" (2 libras, de 1/1-2 pulgada de grosor)

1 cucharada de maicena

1 En una bolsa plástica para almacenar resellable, combine todos los ingredientes menos la carne y la maicena. Agregue la carne, cierre la bolsa y póngala en la refrigeradora por lo menos por 8 horas o hasta el día siguiente, dele vuelta a la bolsa de vez en cuando.

2 Saque la carne de la bolsa y ponga en una sartén grande. Agregue la maicena a la salsa que queda en la bolsa; mezcle bien y ponga a un lado. Dore la carne sobre fuego medio-alto por 5 minutos de cada lado. Reduzca el fuego a medio-bajo, agregue la mezcla de maicena, tape, y cocine por 30 minutos.

3 Destape y cocine por otros 30 a 40 minutos, o hasta que llegue a su término deseado. Finamente rebane contra la veta y sirva con los jugos de la olla.

Intercambios

3 Carnes Magro
1/2 Grasa

Calorías 191
  Calorías por Grasa . . 80
Total de Grasa . . . . . . .9 g
  Grasa Saturada . . . . . .1 g
Colesterol . . . . 58 mg
Sodio . . . . .180 mg
Carbohidrato . . . . . . .3 g
  Fibra Dietética . . . . . . .0 g
  Azúcares . . . . .1 g
Proteína . . . . .24 g

"Entre más tiempo se deje marinar esta carne más sabor tendrá cuando se cocine. Y si sobra para el otro día, saboreélo sobre un emparedado, de cara abierta, para el almuerzo!"

Guisado de Carne de Res–Fin de Semana

Porción: 1-1/2 tazas, Total: 6 Porciones

3 cucharadas harina

1 libra de bistec de espaldilla de res "beef flank steak," cortado en trozos de 1/2 pulgada

1/4 taza (1/8 libra) de mantequilla

2 tazas de agua

1 taza de café negro, sin cafeína

1 cucharadita de tomillo seco

1 cucharadita de sal

1 cucharadita de pimienta negra molida

6 papas medianas, peladas y cuarteadas

6 zanahorias, cortadas en trozos grandes

3 cebollas medianas, cuarteadas

1 cucharada de salsa para dorar y sazonar

1 Ponga la harina en un tazón llano; agregue los pedazos de bistec y cúbralos completamente con la harina. En una olla sopera, derrita la mantequilla sobre fuego medio-alto; agregue el bistec y dore por todos los lados por 8 a 10 minutos.

2 Agregue el agua, café, tomillo, sal, y pimienta al bistec; mezcle bien y deje hervir. Reduzca el fuego a bajo, tape, y cocine por 1 hora.

3 Agregue los ingredientes que faltan, aumente el fuego a alto y deje hervir. Reduzca el fuego a bajo y cocine por 50 a 60 minutos, o hasta que la carne y las verduras estén tiernas, revolviendo de vez en cuando.

Intercambios

2 Féculas
1 Carne Magro
2 Vegetales
1-1/2 Grasas

Calorías 341
  Calorías por Grasa . 120
Total de Grasa . . . . . .13 g
  Grasa Saturada . . . . . .7 g
Colesterol . . . . 56 mg
Sodio . . . . .472 mg
Carbohidrato . . . . . . .38 g
  Fibra Dietética . . . . . . .5 g
  Azúcares . . . . .10 g
Proteína . . . . .18 g

"Por qué no cocinar este guisado nutritivo un fin de semana y guardarlo en el congelador, en envases de porciones para una persona, para tenerlos listos para almuerzos o comidas rápidas durante la semana?"

Stroganoff sin Remordimiento

Porción: 1/8 receta, Total: 8 Porciones

1 bistec pulpa de res blanca "beef top sirloin steak" (1 libra), sin hueso, limpiado y finamente rebanado a lo largo de las vetas

1 cebolla pequeña, picada

1 libra de hongos frescos, rebanados

1 lata (10-3/4 onzas) crema de sopa de hongos condensado, reducido-en-grasa

1 taza de vino blanco seco

1/4 cucharadita de pimienta negra molida

1 libra de tallarines de clara de huevos, no cocidos

1/2 taza de crema agria, reducido-en-grasa

2 cucharadas de perejil fresco, picado

Intercambios

3 Féculas
2 Carnes Muy Magro
1 Vegetal

Calorías 342
  Calorías por Grasa . . 47
Total de Grasa . . . . . . .5 g
  Grasa Saturada . . . . . .2 g
Colesterol . . . . 38 mg
Sodio . . . . .212 mg
Carbohidrato . . . . . . .48 g
  Fibra Dietética . . . . . .4 g
  Azúcares . . . . .6 g
Proteína . . . . .22 g

1 Rocíe una sartén de teflón con rociador no-adherente. Agregue la carne y la cebolla y dore sobre fuego medio-alto por 5 a 7 minutos, o hasta que no quede rosado en la carne y las cebollas estén tiernas, revuelva todo de vez en cuando.

2 Agregue y cocine los hongos por 3 minutos, o hasta que estén tiernos. Reduzca el fuego a medio-bajo y agregue la crema de sopa de hongos, vino, y pimienta, revuelva todo. Cocine por 25 minutos, o hasta que la carne esté tierna.

3 Prepare los tallarines de acuerdo con las instrucciones en el paquete, omita la sal; escurra. Ponga a un lado y tape para mantener tibio.

4 Agregue la crema agria y el perejil a la mezcla de la carne, y cocine por 1 minuto, o hasta que esté completamente caliente; no lo deje hervir. Sirva sobre los tallarines tibios.

"No creías poder comer platillos tan ricos y cremosos? Utilizando ingredientes, reducidos-en-grasa y tallarines de clara de huevos, podemos saborear estos, oh-tan-ricos, platillos sin tener que hacer trampa en lo que respecta a nuestro plan de comidas."

Pastel de Carne Hecho en Casa

Porción: 1 rebanada, Total: 10 Porciones

2 libras de carne de res molida

1 lata (8-1/4 onzas) zanahorias "julienne," escurridas

1 lata (13-1/2 onzas) hongos, tallos y pedazos, escurridos

1 lata (2.8 onzas) cebollas fritas al estilo francés ("French-fried onions"), desmenuzada

1/2 taza sustituto de huevos

1/2 cucharadita de pimienta negra molida

3 cucharadas de ketchup

1 Pre-caliente el horno a 350°F. Rocíe una cacerola de 5" × 9" con rociador no-adherente.

2 En un tazón grande, combine la carne molida, zanahorias, hongos, cebollas, sustituto de huevos, y pimienta; mezcle bien. Vierta la mezcla en la cacerola y ponga encima el ketchup en una forma pareja.

3 Ponga a hornear por 1-1/4 a 1-1/2 horas, o hasta que no quede rosado en la carne. Deje reposar por 5 minutos. Si se ve jugo, deje escurrir. Rebane y sirva la carne.

Intercambios
1/2 Carbohidrato
2 Carnes con Media Grasa
1 Grasa

Calorías 247
   Calorías por Grasa . . 144
Total de Grasa . . . . . .16 g
   Grasa Saturada . . . . . .6 g
Colesterol . . . . 57 mg
Sodio . . . . .325 mg
Carbohidrato . . . . .7 g
   Fibra Dietética . . . . . . .1 g
   Azúcares . . . . .1 g
Proteína . . . . .18 g

"Tienes ganas de algo consolador? Pastel de carne al rescate! No solamente es bueno para una comida deliciosa, pero algunos (como yo!) opinan que es aún mejor al día siguiente, en un emparedado de carne mechada frío."

Sloppy Joes

Porción: 1 emparedado, Total: 8 Porciones

1 libra de carne de res molida

1 zapallito italiano "zuchini," picado

1 cebolla pequeña, picada

1 tomate pequeño, picado

2 tazas de salsa de espagueti ligero

8 panecillos de hamburguesa, cortados

1 En una sartén grande, dore la carne molida, zapallito, y cebolla sobre fuego medio-alto por 10 a 12 minutos, o hasta que la carne no tenga color rosado y el zapallito esté tierno.

2 Reduzca el fuego a medio-bajo y agregue el tomate y la salsa de espagueti. Cocine por 4 a 5 minutos, o hasta que esté completamente caliente.

3 Con una cuchara vierta sobre las mitades de los panecillos, cubra con la otra mitad del panecillo y sirva de inmediato.

Intercambios

2 Féculas
2 Carnes con Grasa Mediano
1/2 Grasa

Calorías 267
  Calorías por Grasa . . 87
Total de Grasa . . . . . .10 g
  Grasa Saturada . . . . . .3 g
Colesterol . . . . 36 mg
Sodio . . . . .586 mg
Carbohidrato . . . . . . .29 g
  Fibra Dietética . . . . . . .3 g
  Azúcares . . . . .8 g
Proteína . . . . .15 g

"Agregar verduras a nuestras proteínas es una forma muy buena de llenar y alargar nuestras comidas sin pasarnos de nuestros límites."

Lomillo de Cerdo con Limón

Porción: 4 a 6 rebanadas, Total: 8 Porciones

1/4 taza más una cucharada de aceite de oliva, dividido

Jugo de 2 limones (1/4 taza)

4 dientes de ajo, en mitades

2 lomillos de cerdo (aproximadamente 2 libras en total)

2 cucharadas de azúcar morena

1/2 cucharadita de sal

1 En una bolsa plástica para almacenar resellable o en un plato llano, combine 1/4 taza de aceite de oliva, jugo de limón, y ajo; agregue los lomillos. Cierre la bolsa o tape el plato y ponga en la refrigeradora por 30 minutos, de vuelta a los lomillos después de 15 minutos.

2 Caliente lo que queda (1 cucharada) del aceite de oliva en una sartén grande sobre fuego medio-alto. Ponga los lomillos en la sartén, guardando la salsa que se utilizó para marinar. Cocine por 10 a 12 minutos hasta que estén cocidos a término medio, o término deseado más que ese tiempo, dando vuelta para dorar en ambos lados.

3 Ponga los lomillos en una tabla de cortar y cubra para mantenerlos tibio. Ponga la salsa para marinar, azúcar morena, y sal en la sartén y deje hervir. Reduzca el fuego a bajo y cocine por 5 minutos.

4 Rebane los lomillos de cerdo, y sirva con la salsa encima.

Intercambios

1/2 Carbohidrato
3 Carnes Magro
1/2 Grasa

Calorías 219
  Calorías por Grasa . 105
Total de Grasa . . . . . .12 g
  Grasa Saturada . . . . .3 g
Colesterol . . . . 65 mg
Sodio . . . . .196 mg
Carbohidrato . . . . .4 g
  Fibra Dietética . . . . . . .0 g
  Azúcares . . . . .4 g
Proteína . . . . .24 g

Chuletas de Cerdo a la Sartén

Porción: 1 chuleta, Total: 4 Porciones

4 chuletas de cerdo (8 onzas c/u), bien recortadas de grasa

1/4 cucharadita de canela molida

1/4 cucharadita de sal

1/4 cucharadita de pimienta

2 cucharadas de mantequilla

2 cebollas medianas, cortadas cada una en 6 pedazos en forma de cuñas

3 zanahorias medianas, cortadas en trozos de 1 pulgada

1 Sazone ambos lados de las chuletas con la canela, sal, y picante

2 En una sartén grande, derrita la mantequilla sobre fuego medio-alto. Dore las chuletas por 4 a 5 minutos de cada lado.

3 Agregue las cebollas y las zanahorias a la sartén. Reduzca el fuego a bajo, tape, y cocine por 25 a 30 minutos, o hasta que las verduras estén tiernas y las chuletas estén completamente cocidas. Sirva las verduras con las chuletas.

Intercambios

4 Carnes Magro
2 Vegetales
1 Grasa

Calorías 319
  Calorías por Grasa . 138
Total de Grasa . . . . . .15 g
  Grasa Saturada . . . . . .7 g
Colesterol . . . . 109 mg
Sodio . . . . .294 mg
Carbohidrato . . . . . . .10 g
  Fibra Dietética . . . . . .3 g
  Azúcares . . . . .7 g
Proteína . . . . .34 g

"Este platillo va muy bien con Puré de Papas con Ajo (pág. 152)."

Chuletas de Cerdo Asadas con Hierbas

Porción: 1 chuleta, Total: 4 Porciones

3 cucharadas de jugo de limón fresco

3 cebollinas, finamente rebanadas

3 dientes de ajo, finamente picados

1-1/2 cucharaditas de romero seco, desmenuzado

1/4 cucharada de pimienta negra molida

4 chuletas de cerdo (6 onzas c/u)

Rociador no-adherente

1 Pre-caliente el horno a 400°F. Rocíe una cacerola cuadrada para hornear de 8 pulgadas con rociador no-adherente.

2 En un tazón llano, combine el jugo de limón, cebollina, ajo, romero, y picante. Ponga cada chuleta en la mezcla de limón, y cubra completamente con la salsa. Ponga las chuletas en la cacerola.

3 Levemente rocíe las chuletas con rociador no-adherente. Hornee por 15 a 20 minutos, o hasta que estén cocidos al término deseado.

Intercambios

3 Carnes Magro

Calorías 177
  Calorías por Grasa . . 64
Total de Grasa . . . . . . .7 g
  Grasa Saturada . . . . . .3 g
Colesterol . . . . 71 mg
Sodio . . . . .58 mg
Carbohidrato . . . . .2 g
  Fibra Dietética . . . . . . .0 g
  Azúcares . . . . .1 g
Proteína . . . . .25 g

"Tienes un amigo (o amigos) con diabetes? Haz lo que yo hago. Ponte de acuerdo con ellos para ver quién tiene el mejor nivel de HbA, cada 3 meses. La motivación nos lleva a todos más allá de nosotros mismos . . . especialmente si él/la que tenga el nivel más bajo gana como premio una comida en un restaurante de primera!"

Lomillo de Cerdo Delicioso

Porción: 4 a 5 rebanada, Total: 8 Porciones

1/4 taza de miel

1/3 taza de jugo de limón

1 cucharadita de cáscara de limón rayada

2 dientes de ajo, finamente picados

2 cucharadas de mostaza amarilla

1/2 cucharadita de sal

1/2 cucharadita de pimienta

2 lomillos de cerdo (total 2 libras), bien recortados de grasa

1 En una bolsa plástica para almacenar resellable, combine todos los ingredientes, menos los lomillos, cierre la bolsa, y deje marinar en la refrigeradora por lo menos por 4 horas, o durante toda una noche, dando vuelta a la bolsa de vez en cuando.

2 Pre-caliente la parrilla. Ponga los lomillos en el envase de la parrilla o en una plancha para hornear con bordes; bote la salsa que queda en la bolsa. Ponga a asar por 7 a 9 minutos por cada lado, o hasta que esté al término deseado.

3 Rebane los lomillos contra la veta y sirva.

Intercambios

1/2 Carbohidrato
3 Carnes Muy Magro
1/2 Grasa

Calorías 154
  Calorías por Grasa . . 38
Total de Grasa . . . . . . .4 g
  Grasa Saturada . . . . . .1 g
Colesterol . . . . 65 mg
Sodio . . . . .144 mg
Carbohidrato . . . . . . .5 g
  Fibra Dietética . . . . . . .0 g
  Azúcares . . . . .5 g
Proteína . . . . .24 g

Bueno para tí!

El lomillo de cerdo es uno de los cortes de carne más magros que se pueden lograr en el departamento de carnes de los supermercados. Si se recorta bien de grasa, una porción tiene solamente 1 gramo de grasa saturada. Es por ello que es una buena selección para ayudarnos a mantener buena salud!

Carne de Ternera con Tomate y Albahaca

Porción: 1 pedazo, Total: 4 Porciones

1/4 taza de harina de trigo entero

1/4 cucharadita de sal

1/4 cucharadita de pimienta

4 cucharadas (1/8 libra) mantequilla

4 chuletas de ternera (total 1 libra)

1/4 taza de tomates secados al sol "sun dried tomatoes" reconstituidos y cortados en tiras

3 cucharadas de albahaca fresca, picada y dividida

1 En un plato llano, combine la harina, sal y pimienta; mezcle bien. Ponga las chuletas en la mezcla de harina y cubra completamente de ambos lados.

2 Derrita la mantequilla en una sartén grande sobre fuego medio-alto. Agregue las chuletas, los tomates, y 2 cucharadas de albahaca. Sofría las chuletas por 2 a 3 minutos de cada lado, o hasta que estén dorados y completamente cocidos.

3 Ponga encima de las chuletas el resto de la albahaca y sirva.

Intercambios

1/2 Fécula
3 Carnes Media Grasa

Calorías 271
   Calorías por Grasa . 134
Total de Grasa . . . . . .15 g
   Grasa Saturada . . . . . .8 g
Colesterol . . . . 120 mg
Sodio . . . . .308 mg
Carbohidrato . . . . . . .7 g
   Fibra Dietética . . . . . . .1 g
   Azúcares . . . . .1 g
Proteína . . . . .26 g

"Como muchos de las personas que trabajan hoy en día, Nicole tiene una agenda que no la deja parar, requiriendo tener alimentos saludables listos en un dos por tres. Yo le prometí a ella que podría literalmente tener este platillo del fuego a la mesa en menos de 20 minutos. Ella se dió cuenta de que yo estaba en lo cierto . . . y tu también puedes!"

Mariscos Sensacionales

Mahimahi Encrustado con Pistachos

Porción: 1 filete, Total: 6 Porciones

6 filetes de mahimahi fresco (5 onzas c/u)

Jugo de 1 limón

1/2 cucharadita de nuez moscada en polvo

1/4 cucharadita de pimienta negra molida

1/2 taza de pistacho, picado

2 cucharadas de mantequilla, derretida

Sal al gusto

1 Pre-caliente el horno a 350°F. Coloque los filetes de mahimahi en un molde para hornear con bordes. Sazone con el jugo de limón, nuez moscada, pimienta, y sal, si desea. Ponga los pistachos arriba de los filetes y rocíe con la mantequilla derretida.

2 Hornee por 20 a 22 minutos, o hasta que el pescado se separe fácilmente con un tenedor. Sirva de inmediato.

Bueno para tí!

Las distintas nueces tienen distintos valores nutritivos, y el pistacho es uno de los que menos grasa saturada y colesterol contiene, por lo tanto, cuando estés tratando de decidir el tipo de nuez que quieras comer, debes leer la etiqueta del paquete para asegurar que te mantengas dentro de tus límites dietéticos.

Intercambios
4 Carnes Magro

Calorías 222
  Calorías por Grasa . . 94
Total de Grasa . . . . . .10 g
  Grasa Saturada . . . . . .3 g
Colesterol . . . . 115 mg
Sodio . . . . .167 mg
Carbohidrato . . . . . . .3 g
  Fibra Dietética . . . . . . .1 g
  Azúcares . . . . .1 g
Proteína . . . . .28 g

Salmón Encrustado

Porción: 1 bistec de salmón, Total: 4 Porciones

1/3 taza de mayonesa ligera

4 filetes de salmón (6 onzas c/u)

1 cucharadita de jugo de limón fresco

1 diente de ajo, finamente picado

1 cucharadita de hierba de eneldo "dillweed" seco

1/4 cucharadita de sal

1/4 cucharadita de pimienta

1 Pre-caliente el asador. Rocíe una cacerola para asar o una plancha para asar con borde, rocíe con rociador no-adherente. Ponga el salmón en la cacerola.

2 En un tazón pequeño, combine todos los ingredientes que faltan; mezcle bien. Esparza la mezcla, parejamente, sobre el salmón, y ponga a asar por 12 a 15 minutos, o hasta que el pescado se separe fácilmente con un tenedor. Sirva de inmediato.

Intercambios

5 Carnes Magro
1-1/2 Grasas

Calorías 355	
Calorías por Grasa . 191	
Total de Grasa . . . . . .21 g	
Grasa Saturada . . . . . .6 g	
Colesterol . . . . 124 mg	
Sodio . . . . .395 mg	
Carbohidrato . . . . .2 g	
Fibra Dietética . . . . . . .0 g	
Azúcares . . . . .0 g	
Proteína . . . . .36 g	

"Muchas personas tienen miedo de cocinar pescado en la casa por que creen que es un proceso complicado. Bueno, esta receta fácil tiene solamente dos pasos. Que tan fácil es eso? Mientras se está asando, a la mezcla de mayonesa se le forman burbujas y se sellan los jugos para que el pescado sea más jugoso.

Halibut al Estilo Cajún

Porción: 1 bistec de halibut, Total: 4 Porciones

1/4 cucharadita de sal

1 cucharadita de pimienta negra molida

1/4 cucharadita de pimienta roja molida

1/4 cucharadita de páprika

1/4 cucharadita ajo en polvo

4 filetes "halibut steaks" (4 onzas c/u)

1 En un tazón pequeño, combine la sal, pimientas negra y roja, páprika, y ajo en polvo; mezcle bien. Frote bien sobre cada pedazo de pescado.

2 Pre-caliente una sartén grande de teflón sobre fuego medio-alto. Cuando esté caliente, remueva de la calor, y ponga lejos de la estufa, rocíe con rociador no-adherente.

3 Regrese la sartén al fuego, agregue el pescado, y cocine por 3 a 4 minutos de cada lado, o hasta que el pescado esté completamente cocido y se pueda separar fácilmente con un tenedor. Sirva de inmediato.

Intercambios
4 Carnes Muy Magro

Calorías 126
Calorías por Grasa . . 23
Total de Grasa . . . . . . .3 g
Grasa Saturada . . . . . .0 g
Colesterol . . . . 37 mg
Sodio . . . . .208 mg
Carbohidrato . . . . .0 g
Fibra Dietética . . . . . . .0 g
Azúcares . . . . .0 g
Proteína . . . . .24 g

Nota

Si quieres probar ésta en una versión un poco menos picante, disminuye por mitad la cantidad de pimienta negra y roja.

Mejillón Pomodoro

1 libra de espagueti

2 libras de mejillón, limpiados (vea nota)

1 lata (14-1/2 onzas) de tomate cocido en su jugo

1/4 taza de vino blanco seco

2 dientes de ajo, finamente picado

1/2 cucharadita de orégano seco

1/4 cucharadita de pimienta negra molida

1 Cocine el espagueti de acuerdo con las instrucciones en el paquete, omita la sal; escurra.

2 Mientras, en una olla sopera, combine los ingredientes que quedan sobre fuego alto; deje hervir. Reduzca el fuego a bajo, tape, y cocine por 2 a 3 minutos, o hasta que los mejillones se abran. **Bote los mejillones que no se abren.**

3 Sirva el espagueti, en tazones, con los mejillones con salsa encima.

Nota

Si compras los mejillones que no vienen limpios y listos para cocinar, he aquí lo que debes hacer: Lávalos bajo agua fría, dejando correr el agua, y restregándolo de cualquier arena con un cepillo de comida. Remueva la barba negra de cada mejillón cortándolo o halándolo hasta que se separe.

Intercambios
3 Féculas
1 Carne Muy Magro

Calorías 285
  Calorías por Grasa . . 23
Total de Grasa . . . . . . .3 g
  Grasa Saturada . . . . . .0 g
Colesterol . . . . 18 mg
Sodio . . . . .254 mg
Carbohidrato . . . . . . .49 g
  Fibra Dietética . . . . . . .2 g
  Azúcares . . . . .6 g
Proteína . . . . .15 g

Salmón Florentine

Porción: 1 filete de salmón, Total: 4 Porciones

1 cucharadita de aceite oliva

4 dientes de ajo, finamente picados

1/4 cucharadita de pimienta negra molida

1 paquete (10 onzas) espinaca fresca, lavada y recortada

4 filetes de salmón (5 onzas c/u)

Jugo de 1/2 limón

1/4 cucharadita de albahaca seca

1 En una olla sopera, caliente el aceite sobre fuego medio. Agregue el ajo y pimienta molida y sofría por 1 minuto, hasta que el ajo esté dorado.

2 Agregue la espinaca y dele vuelta para cubrirlo con la salsa. Ponga los filetes de salmón sobre la espinaca y rocíe con el jugo de limón y albahaca.

3 Reduzca el fuego a medio-bajo, tape, y cocine por 10 a 12 minutos, o hasta que la espinaca esté cocida y el salmón se separe fácilmente con un tenedor. Sirva los filetes con la espinaca encima.

Sabías que ...

aunque el salmón es considerado como un pescado con mucha grasa, es excelente fuente de ácidos grasos (omega-3), que promueve la salud cardío vascular? El salmón está lleno también de proteína y no tiene casí nada de carbohidratos. Ahora, eso es lo que yo considero una comida para estar en buena forma.

Intercambios
5 Carnes Magro

Calorías 287
  Calorías por Grasa . 138
Total de Grasa . . . . . .15 g
  Grasa Saturada . . . . . .5 g
Colesterol . . . . 98 mg
Sodio . . . . .132 mg
Carbohidrato . . . . . . .4 g
  Fibra Dietética . . . . . . .2 g
  Azúcares . . . . .1 g
Proteína . . . . .32 g

Pescado Frito al Horno

Porción: 1 pedazo, Total: 8 Porciones

2 claras de huevo, batidos

1/2 cucharadita de hierba de eneldo "dillweed" seco

1/2 cucharadita de pimienta negra molida

1 taza de migajas de cornflakes

2 libras de filete de bacalao, fresco o congelado, (descongelado si está congelado), cortado en 8 pedazos

Rociador no-adherente

1 Pre-caliente el horno a 400°F. Rocíe un molde de hornear con rociador no-adherente.

2 En un tazón llano, combine las claras de huevo, eneldo, y pimienta. Ponga las migajas de corn-flakes en otro tazón llano. Introduzca el pescado en la mezcla de huevo, y después en las migajas de cornflakes, cubriéndolos completamente. Ponga el pescado en la plancha para hornear.

3 Rocíe el pescado con rociador no-adherente, y hornee por 18 a 20 minutos, o hasta que se separe fácilmente con un tenedor.

Intercambios
1/2 Fécula
3 Carnes Muy Magro

Calorías 144
Calorías por Grasa . . . 8
Total de Grasa . . . . . . .1 g
Grasa Saturada . . . . . .0 g
Colesterol . . . . 65 mg
Sodio . . . . .208 mg
Carbohidrato . . . . . . .10 g
Fibra Dietética . . . . . . .0 g
Azúcares . . . . .1 g
Proteína . . . . .23 g

"Vas a adelantarte al juego si usas el horno para preparar el pescado en vez de freírlo. Todos se benefician porque tienen menos grasa en su dieta, verdad. Absolutamente, cierto!"

Camarones con Linguini al Ajillo

Porción: 1/8 receta, Total: 8 Porciones

1 libra de linguini

2 cucharadas de aceite oliva

4 cucharadas (1/2 barra) mantequilla

2 zapallitos italiano "zucchini," cuarteados a lo largo y rebanados

12 dientes de ajo, finamente picados

1/2 cucharadita de sal

1/2 cucharadita de pimienta negra molida

1 libra de camarones medianos (20 a 30 por libra), pelados y desvenados dejando las colas

1/4 taza de vino blanco seco

3 cucharadas de perejil fresco, picado

2 cucharadas de jugo de limón fresco

1 Cocine el linguini de acuerdo con las instrucciones en el paquete, omita la sal; escurra.

2 Mientras, en una sartén grande, caliente el aceite y la mantequilla sobre fuego medio. Agregue el zapallito italiano, sal de ajo, y pimienta, y sofría por 3 a 4 minutos, hasta que el zapallito empiece a abrirse. Agregue los camarones, vino y perejil y sofría por 2 a 3 minutos, hasta que los camarones se tornen rosados.

3 Vierta la mezcla de los camarones sobre el linguini, agregue el jugo de limón, y revuelva. Sirva de inmediato.

Intercambios

3 Féculas
1 Carne Muy Magro
1-1/2 Grasas

Calorías	.350
Calorías por Grasa	. . 93
Total de Grasa	.10 g
Grasa Saturada	.4 g
Colesterol	103 mg
Sodio	.313 mg
Carbohidrato	.46 g
Fibra Dietética	.2 g
Azúcares	.4 g
Proteína	.17 g

"Si te gusta el ajo (y a quién no le gusta!), te gustará este platillo que está lleno de ajo. Sorpresivamente, el sabor del ajo no se apodera de ninguno de los otros sabores."

Estofado de Camarones "Frogmore"

8 tazas de agua

1 cucharada de sazón para mariscos

1/4 cucharadita de aji en polvo

1 libra de chorizos de pavo "kielbasa" cortados en pedazos de 2 pulgadas

3 tomates medianos, cortados por la mitad

3 cebollas medianas, cortadas por la mitad

2 mazorcas de maíz grandes, despellejadas y cortadas en pedazos de 3 pulgadas

1 libra de camarones medianos (20 a 30 por libra) sin pelar

1 En una olla sopera, combine el agua, sazón para mariscos, y el ají y ponga a hervir sobre fuego alto.

2 Agregue la salchicha, papas, cebollas, y mazorca, y cocine por 15 a 20 minutos, o hasta que las papas estén tiernas al probarlas con un tenedor. Agregue los camarones y cocine por 2 a 3 minutos, o hasta que los camarones se tornen rosados y se hayan cocido completamente.

3 Cuele el estofado y sirva de inmediato, junto con tazones llenos de caldo para sopetear "dunking."

Sabías que . . .

que este estofado con el nombre raro es la merienda campestre "clambake" del Sur? Proviene de las Carolinas donde, la historia nos cuenta, que fué creado cuando un Gendarme Nacional limpió su refrigeradora y saco los camarones de otra comida, salchicha, mazorca de maíz, y un manojo de especias en una olla grande y los puso a hervir. La forma tradicional de experimentar este plato es de cubrir la mesa con papel periódico limpio, hacer hervir el estofado, escurrirlo, y vertirlo sobre el periódico en donde todos pueden recoger lo que quieran. Asegurate de tener el caldo para sopetear.

Intercambios

2-1/2 Féculas
2 Carnes Magro

Calorías 309
 Calorías por Grasa . . 71
Total de Grasa . . . . . . .8 g
 Grasa Saturada . . . . . .3 g
Colesterol . . . . 140 mg
Sodio . . . . .1010 mg
Carbohidrato . . . . . . .36 g
 Fibra Dietética . . . . . . .4 g
 Azúcares . . . . .10 g
Proteína . . . . .25 g

Pastelillos de Cangrejo Dorados

Porción: 2 Costras, Total: 6 Porciones

1 taza de pan molido con sabor Italiano

3 huevos

1 tallo de apio, picado

3 cucharadas de mayonesa ligera

1-1/2 cucharada de salsa inglesa "Worcestershire"

3 cucharadas de queso mozzarella, parte descremada, desmenuzada

1 cucharadita de pimienta negra molida

3 latas (6-1/2 onzas c/u) carne de cangrejo en trozos, escurridos

2 cucharadas de aceite canola

1 En un tazón mediano, combine todos los ingredientes menos la carne de cangrejo y el aceite; mezcle bien. Agregue la carne de cangrejo, teniendo cuidado de no romper los trozos de la carne de cangrejo, y forme 12 pastelillos, en forma de hamburguesas, de igual tamaño.

2 Caliente el aceite en una sartén grande sobre fuego medio. Agregue los pastelillos y cocine por 3 a 4 minutos de cada lado, o hasta que estén doradas. Sirva de inmediato.

Intercambios

1 Fécula
2 Carnes Muy Magro
2 Grasas

Calorías 250
  Calorías por Grasa . 107
Total de Grasa . . . . . .12 g
  Grasa Saturada . . . . . .2 g
Colesterol . . . . 166 mg
Sodio . . . . .625 mg
Carbohidrato . . . . . . .15 g
  Fibra Dietética . . . . . . .1 g
  Azúcares . . . . .1 g
Proteína . . . . .19 g

Saltado de Ostiones con Ajonjolí

Porción: 1 taza, Total: 8 Porciones

2 cucharadas de aceite de ajonjolí "sesame oil"

2 dientes de ajo, finamente picados

1 cucharadita de pimentón rojo picado (paprika)

1 libra de ostiones de bahía

2 cucharadas de pepitas de ajonjolí

1 cucharada de jengibre en polvo

1 cabeza de "bok choy" (repollo chino blanco, + o – 3 libras) recortado y picado

1 paquete (16 onzas) verduras para rehogar, descongeladas y escurridas

1 cucharada de salsa soya ligera

1 Caliente el aceite de ajonjolí en una olla oriental "wok" o sartén grande sobre fuego alto. Agregue el ajo, pimentón rojo, y ostiones y sofría hasta que los escalopes estén completamente cocidos. Con una cuchara con ranuras, saque los ostiones y póngalos en un tazón, tape para mantenerlos tibios.

2 Agregue las pepitas de ajonjolí y el jengibre a la olla y cocine por 1 a 2 minutos, o hasta que el líquido se disipe. Agregue el repollo chino y las verduras y sofría por 4 a 5 minutos.

3 Regrese los ostiones a la olla y agregue la salsa china. Sofría por 1 a 2 minutos, o hasta que esté completamente caliente. Sirva de inmediato.

Intercambios

1 Carne Muy Magro
1 Vegetal
1 Grasa

Calorías 109
   Calorías por Grasa . . 45
Total de Grasa . . . . . . .5 g
   Grasa Saturada . . . . . .1 g
Colesterol . . . . 15 mg
Sodio . . . . .205 mg
Carbohidrato . . . . . . .6 g
   Fibra Dietética . . . . . . .3 g
   Azúcares . . . . .3 g
Proteína . . . . .9 g

Camarones en Palito Bimini

Porción: 2 palitos, Total: 4 Porciones

8 palitos

1 libra de camarones medianos (40 contados), pelados y devenados, dejando las colas

Jugo de 1 limón

1 cucharada de miel

1/4 cucharadita de pimienta negra molida

1/4 cucharadita de jengibre molido

2 melocotones frescos, pelados y cortados, o 2 tazas de melocotones en lata, escurridos

1/2 pimentón verde pequeño, finamente picado

1/2 cebolla pequeña, finamente picada

1. Si vas a utilizar palitos de madera, remojalos en agua por 20 minutos. Rocíe un envase para asar o una plancha con borde con rociador no-adherente.

2. Pre-caliente el asador. Ponga 5 camarones en cada palito y coloque los palitos en una cacerola para asar.

3. En un tazón pequeño, combine el jugo de limón, miel, pimienta molida, y jengibre; mezcle bien. Saque 2 cucharadas de la mezcla a otro tazón mediano y deje allí. Pase con una brocha de cocina la mezcla sobre todos los lados de los palitos con camarones y ponga a asar por 4 a 5 minutos, o hasta que se tornen rosados.

4. Mientras, agregue los ingredientes que faltan a la mezcla reservada; mezcle bien para hacer un aderezo de melocotón. Ponga el aderezo sobre 4 platos de comida y ponga dos palitos con camarones en cada uno. Sirva de inmediato.

Intercambios

1 Carbohidrato
2 Carnes Muy Magro

Calorías 135
   Calorías por Grasa . . . 9
Total de Grasa . . . . . . .1 g
   Grasa Saturada . . . . . .0 g
Colesterol . . . . 161 mg
Sodio . . . . .186 mg
Carbohidrato . . . . . . .14 g
   Fibra Dietética . . . . . . .2 g
   Azúcares . . . . .11 g
Proteína . . . . .18 g

"A un vuelo corto de Fort Lauderdale, Florida, está localizado la isla de pescadores de Bimini. Famosa por sus lugares de pesca, la isla también es famosa por sus muchos platillos de mariscos interesantes, como éste, camarones en palito, melocotones y pimentones.

Filete de "Sole" Amandine

Porción: 1 filete, Total: 4 Porciones

4 filetes de lenguado ("sole")
(4 onzas c/u)

1/2 cucharadita de pimienta negra
molida

2 cucharadas de mantequilla

1/4 taza almendras rebanadas

1 Pre-caliente el horno. Rocíe una cacerola para asar o un molde con borde con rociador no-adherente. Sazone los filetes con la pimienta y ponga en la cacerola.

2 Ase por 4 a 6 minutos (sin darle vuelta), o hasta que se separen fácilmente al tocarlos con un tenedor.

3 Mientras, en una sartén pequeña, derrita la mantequilla sobre fuego medio-bajo. Agregue las almendras y cocine por 1 a 2 minutos, o hasta que estén dorados, revolviendo de vez en cuando. Con una cuchara vierta la mezcla de mantequilla sobre los filetes y sirva de inmediato.

Sabías que ...

algunas de las grasas son mejores que otras? Nueces tales como almendras, que son utilizadas en esta receta, contienen grasas mono-saturadas, que son las más saludables para nosotros. Que grasas debemos mantener a un consumo mínimo? Grasas saturadas, que se encuentran más comúnmente en mantequillas, tocino, y carnes.

Intercambios
2 Carnes Muy Magro
2 Grasas

Calorías 135
  Calorías por Grasa . . . 9
Total de Grasa . . . . . . .1 g
  Grasa Saturada . . . . . .0 g
Colesterol . . . . 161 mg
Sodio . . . . .186 mg
Carbohidrato . . . . . . .14 g
  Fibra Dietética . . . . . . .2 g
  Azúcares . . . . .11 g
Proteína . . . . .18 g

Almejas Sazonadas

Porción: 1 docena de almejas, Total: 4 Porciones

1/2 taza de agua

2 cucharadas de mantequilla

4 dientes de ajo, finamente picados

1/4 taza de perejil fresco, picado

1/4 cucharadita de pimentón rojo, picado

4 docenas de almejas "littleneck," restregados

1 En una olla sopera, combine el agua, mantequilla, ajo, perejil, y pimentón rojo. Tape y deje hervir sobre fuego alto.

2 Agregue las almejas a la olla. Tape y reduzca el fuego a medio. Cocine por 6 a 8 minutos, o hasta que las almejas se abran. **Bote las almejas que no se abren.**

3 Sirva las almejas con el caldo de la olla.

Intercambios

3 Carnes Muy Magro
1-1/2 Grasas

Calorías 188
  Calorías por Grasa . . 69
Total de Grasa . . . . . . .8 g
  Grasa Saturada . . . . . .4 g
Colesterol . . . . 75 mg
Sodio . . . . .163 mg
Carbohidrato . . . . .6 g
  Fibra Dietética . . . . . . .0 g
  Azúcares . . . . .5 g
Proteína . . . . .23 g

"No necesitamos ir a la playa para gozar de una merienda campestre 'clambake.' No! Podemos simplemente preparar este platillo delicioso del mar en nuestras propias cocinas. Y TEN CUIDADO! Esas conchas de almejas son muy CALIENTES!"

Atún Encrustado con Ajonjolí

4 filete de atún (4 onzas c/u)

2 cucharaditas de aceite de ajonjolí

1 diente de ajo, finamente picado

1/8 cucharadita de sal

1/2 cucharadita de pimienta negra molida

1/2 taza de pepitas de ajonjolí

1 Frote ambos lados de los filetes de atún con el aceite de ajonjolí y ajo y sazone con la sal y pimienta.

2 Ponga las pepitas de ajonjolí en un plato llano y presione el atún contra las pepitas para cubrir completamente.

3 Caliente una sartén grande sobre fuego medio-alto. Agregue el atún y cocine por 3 a 4 minutos por cada lado, o hasta que se cocine al término deseado.

Toque Final

Si el sodio no es un problema, rocía este platillo con salsa china ligera un poquito antes de servirlo.

Intercambios

4 Carnes Magro
1 Grasa

Calorías 281
  Calorías por Grasa . 150
Total de Grasa . . . . . .17 g
  Grasa Saturada . . . . . .2 g
Colesterol . . . . 42 mg
Sodio . . . . .114 mg
Carbohidrato . . . . .4 g
  Fibra Dietética . . . . . . .2 g
  Azúcares . . . . .2 g
Proteína . . . . .29 g

Verduras para los Amantes de Ellas

Lasaña Primavera

Porción: 1/8 receta, Total: 8 Porciones

9 pedazos de pasta para lasaña (8 onzas)

2 cucharadas de aceite vegetal

2 calabazas amarillas, cortadas en trozos de 1/2 pulgada

1 zapallito italiano "zuchini," cortado en trozos de 1/2 pulgada

1 pimentón rojo grande, picado

1/2 libra de hongos frescos, rebanados

3 dientes de ajo, finamente picados

1 envase (15 onzas) queso ricotta, parte descremada

2 tazas (8 onzas) queso mozzarella parte descremada, desmenuzada y dividida

1/2 taza queso Parmesano rayado

1 huevo

1/2 cucharadita de pimienta negra molida

1 botella (28 onzas) salsa para espagueti, ligera

Intercambios

1-1/2 Féculas
2 Carnes con Media Grasa
3 Vegetales
1 Grasa

Calorías 377
  Calorías por Grasa . 142
Total de Grasa . . . . . .16 g
  Grasa Saturada . . . . . .7 g
Colesterol . . . . 66 mg
Sodio . . . . .828 mg
Carbohidrato . . . . . . .37 g
  Fibra Dietética . . . . . .5 g
  Azúcares . . . . .11 g
Proteína . . . . .23 g

1 Pre-caliente el horno a 375°F. Cocine la lasaña de acuerdo con las instrucciones en el paquete, omitiendo la sal; escurra y ponga a un lado. Rocíe una cacerola de hornear 9" × 13" con rociador no-adherente.

2 En una sartén grande, caliente el aceite sobre fuego medio-alto. Agregue las calabazas amarillas, el zapallito italiano, el pimentón rojo, los hongos, y el ajo, y sofría por 4 a 5 minutos, o hasta que estén tiernos. Quite la sartén del fuego y deje a un lado. En un tazón grande, combine el queso ricotta, 1-1/2 tazas del queso mozzarella, el queso Parmesano, huevo, y pimienta molida; mezcle bien.

3 Esparza un tercio de la salsa de espagueti parejamente para cubrir el fondo de la cacerola. Ponga encima 3 lasañas, y encima un tercio de la mezcla de los quesos. Con una cuchara ponga encima un tercio de la mezcla de las verduras. Repita las capas dos veces más; póngale encima el queso mozzarella (1/2 taza) que se guardó.

4 Cubra con papel aluminio y hornee por 45 minutos. Destape y hornee por 10 a 12 minutos más, o hasta que esté totalmente caliente y los quesos estén dorados. Deje reposar por 5 a 10 minutos antes de servirlo.

Toque Final

Una ensalada de hortalizas frescas verdaderamente complementa este platillo. Vea que tan imponente se ve en el intercalado de la Foto D.

Chile de Verduras en Trozos

Porción: 1 taza, Total: 8 Porciones

1 cucharada de aceite oliva

1 cebolla grande, picada

2 latas (14-1/2 onzas c/u) de tomates en trozo, sin escurrirr

2/3 taza de salsa chile

1-1/2 cucharadita de polvo chile

1-1/2 cucharadita de comino en polvo

2 latas (15 a 16 onzas c/u) de frijoles o porotos rojos, enjuagados y escurridos

1 pimentón rojo grande, picado

1 zapallito italiano grande, cortado en trozos de 1/2 pulgada

1 calabaza amarilla mediana, cortada en trozos de 1/2 pulgada

1 En una sartén grande, caliente el aceite sobre fuego medio. Agregue la cebolla y sofría por 2 a 3 minutos.

2 Agregue los tomates, salsa, polvo chile, y comino. Reduzca el fuego a bajo, tape y deje cocinar por 10 minutos.

3 Agregue los ingredientes que faltan, tape, y cocine por 20 a 25 minutos, o hasta que las verduras estén tiernas. Vierta en tazones para sopa y sirva.

Intercambios

1-1/2 Féculas
2 Vegetales

Calorías 162
  Calorías por Grasa . . 21
Total de Grasa . . . . . . .2 g
  Grasa Saturada . . . . . .0 g
Colesterol . . . . 0 mg
Sodio . . . . .396 mg
Carbohidrato . . . . . . .29 g
  Fibra Dietética . . . . . . .8 g
  Azúcares . . . . .9 g
Proteína . . . . .9 g

Pizza de Mozzarella Fresca

Porción: 1 pedazo, Total: 8 Porciones

1 libra de masa para pizza—comprado en el supermercado

1 cucharada de aceite oliva

2 dientes de ajo, finamente picados

1/4 libra de queso mozzarella fresco, cortado en rebanadas de 1/8 (vea abajo)

3 tomates ciruelas, finamente rebanados

2 cucharadas de albahaca fresca picada

1 Pre-caliente el horno a 450°F. Utilizando la yema de los dedos, o el talón de las manos, esparza la masa para cubrir el fondo de un molde para piza de 12 pulgadas, creando un borde. Con un tenedor haga incisiones en la masa 15 a 20 veces.

2 En un tazón pequeño, combine el aceite de oliva y el ajo; mezcle bien y pase sobre la masa con una brocha de cocina. Ponga encima el queso y las rebanadas de tomate. Hornee por 12 a 14 minutos, o hasta que la masa esté tostada y dorada.

3 Saque la pizza del horno y esparza la albahaca encima. Corte y sirva de inmediato.

Intercambios
2 Féculas
1 Grasa

Calorías 210
  Calorías por Grasa . . 69
Total de Grasa . . . . . . .8 g
  Grasa Saturada . . . . . .4 g
Colesterol . . . . 20 mg
Sodio . . . . .358 mg
Carbohidrato . . . . . . .27 g
  Fibra Dietética . . . . . . .1 g
  Azúcares . . . . .2 g
Proteína . . . . .9 g

"Casí siempre podrás encontrar la mozzarella delicada y de sabor fresco empaquetada en suero o agua. Y si tienes suerte de encontrar la mozzarella búfalo, hecha de una combinación de leche de búfalo y leche de vaca, deberías probarla. Es la que más se trata de conseguir ya que es la más fresca, con una textura mucho más suave que la mozzarella regular. Ahora, ESO ES SUAVE!"

Copitas de Tortilla de Huevos Mejicanos

Porción: 1 taza, Total: 6 Porciones

1 taza de sustituto de huevo

1 lata (4-1/2 onzas) chiles verdes picados, enjuagados y escurridos

1 lata (4 onzas) hongos, tallo y pedazos, enjuagados y escurridos

1/2 taza (2 onzas) de mezcla de queso Mejicano desmenuzado

1 Pre-caliente el horno a 350°F. Rocíe 6 copitas para panecillos "muffin" con rociador no-adherente.

2 En un tazón grande, combine todos los ingredientes; mezcle bien, con una cuchara vierta en las copitas.

3 Hornee por 25 a 30 minutos, o hasta que los huevos estén cocidos. Sirva de inmediato.

Toque Final

Sirva este platillo con un poquito de salsa y tortillas de harina tibia para convertirlo en un desayuno completo al estilo mejicano.

Intercambios
1 Carne Magro

Calorías 63
  Calorías por Grasa . . 27
Total de Grasa . . . . . . .3 g
  Grasa Saturada . . . . .2 g
Colesterol . . . . 8 mg
Sodio . . . . .283 mg
Carbohidrato . . . . .2 g
  Fibra Dietética . . . . . . .1 g
  Azúcares . . . . .0 g
Proteína . . . . .6 g

Espinaca Manicotta

1 paquete (8 onzas) conchas de manicota (14 conchas)

1 cebolla pequeña, cortada en cubitos

2 dientes de ajo, finamente picados

1/4 libra de hongos frescos, cortados en cubitos

1 envase (32 onzas) queso ricotta, parte descremada

1 taza (4 onzas) queso mozzarella rayada, parte descremada

1 huevo

1 paquete (10 onzas) espinaca, descongelada y secada

1 cucharadita de albahaca seca

1 cucharadita de orégano seco

1/2 cucharadita de pimienta negra molida

2 tazas de salsa de espagueti ligera

2 cucharadas de queso Parmesano rayado

Intercambios

2-1/2 Carbohidratos
3 Carnes Magro
1 Grasa

Calorías 403
  Calorías por Grasa . 134
Total de Grasa . . . . . .15 g
  Grasa Saturada . . . . . .9 g
Colesterol . . . . 81 mg
Sodio . . . . .668 mg
Carbohidrato . . . . . . .41 g
  Fibra Dietética . . . . . . .4 g
  Azúcares . . . . .9 g
Proteína . . . . .27 g

1 Cocine las conchas de manicota de acuerdo con las instrucciones en el paquete, omitiendo la sal; escurra, enjuague, escurra una vez más, y ponga en una cacerola grande. Pre-caliente el horno a 400°F.

2 Rocíe una sartén pequeña con rociador no-adherente. Agregue la cebolla y el ajo y sofría sobre fuego medio hasta que estén tiernos. Agregue los hongos y sofría hasta que estén dorados.

3 Mientras, en un tazón grande, combine los quesos ricotta y mozzarella, huevo, espinaca, albahaca, orégano, y pimienta. Agregue la mezcla de cebolla; mezcle bien.

4 Con una cuchara ponga la mezcla dentro de las conchas de manicota (vea la nota), póngale encima la salsa para espagueti, y rocíelo con queso Parmesano. Tape con papel aluminio y hornee por 30 a 35 minutos, o hasta que esté completamente caliente.

Nota

Una forma fácil de llenar las conchas es la de poner la mezcla del queso en una bolsa grande plástica para almacenar resellable. Haga un corte pequeño en uno de los bordes. Exprima el relleno dentro de las conchas de manicota, utilizando la bolsa como que fuera una bolsa de repostería.

Pastel de Zapallito Espagueti

Porción: 1 pedazo, Total: 6 Porciones

1 zapallito espagueti mediano
(+ o – 2 libras)

2 cucharadas de aceite canola

2 huevos

1/2 tazas más 2 cucharadas de
queso Parmesano rayado,
dividido

1 taza queso ricotta, parte
descremada

1 diente de ajo, finamente picado

1 cucharadita de albahaca seca

1 cucharadita de orégano seco

1/4 cucharadita de sal

1 taza de salsa de espagueti ligera

1/2 taza (2 onzas) de queso
mozzarella, parte descremada

Intercambios
1 Carbohidrato
2 Carnes Magro
1-1/2 Grasas

Calorías 240
 Calorías por Grasa . 136
Total de Grasa . . . . . .15 g
 Grasa Saturada . . . . . .6 g
Colesterol . . . . 101 mg
Sodio . . . . .649 mg
Carbohidrato . . . . . . .12 g
 Fibra Dietética . . . . . . .2 g
 Azúcares . . . . .6 g
Proteína . . . . .16 g

1 Ponga el zapallito en una olla sopera; agregue una pulgada de agua. Deje hervir sobre fuego medio-alto, tape, y cocine por 25 a 30 minutos, o hasta que esté tierno al pincharlo con un tenedor. Saque el zapallito de la olla y póngalo en una tabla de cortar, para que se enfríe por 15 a 20 minutos.

2 Pre-caliente el horno a 350°F. Rocíe una cacerola para pastel hondo de 9 pulgadas con rociador no-adherente.

3 En un tazón grande, combine aceite, huevos y 1/2 taza de queso Parmesano; mezcle bien, y póngalo a un lado.

4 Corte el zapallito que debe estar medio frío en mitad a lo largo. Saque y bote las pepitas. Raspe la parte de adentro del zapallito, con un tenedor, tratando de convertirlo en forma de pasta. Revuelva el zapallito dentro de la mezcla del huevo, y vierta dentro del plato de pastel y forme en una masa.

5 En un tazón pequeño, combine el queso ricotta, ajo, albahaca, orégano, y sal, mezcle bien. Esparza parejamente sobre la masa, y ponga la salsa de espagueti encima.

6 Hornee, destapado, por 25 minutos, entonces saque del horno y ponga encima el queso mozzarella rayado. Hornee por 5 minutos más, o hasta que el queso se derrita. Saque del horno y rocíelo con el resto del queso Parmesano. Deje enfriar por 10 minutos antes de cortarlo en forma de cuñas y servirlo.

Pasta con Pesto

Porción: 1/8 receta, Total: 8 Porciones

1 libra de pasta

1 envase (7 onzas) salsa de pesto preparada

4 tomates ciruela, picados

1 Cocine la pasta de acuerdo con las instrucciones en el paquete, omita la sal; escurra.

2 Mientras, en un tazón grande, combine la salsa pesto y los tomates. Agregue la pasta caliente y revuelva hasta que esté combinado. Sirva de inmediato.

Intercambios

3 Carbohidratos
1 Grasa

Calorías 285
   Calorías por Grasa . . 71
Total de Grasa . . . . . . .8 g
   Grasa Saturada . . . . . .1 g
Colesterol . . . . 1 mg
Sodio . . . . .284 mg
Carbohidrato . . . . . . .42 g
   Fibra Dietética . . . . . . .3 g
   Azúcares . . . . .3 g
Proteína . . . . .10 g

"El pesto es tan bueno en sabor que un poquito rinde un sabor delicioso. Aquí, podemos gozar de todos estos sabores sin sentirnos culpables!"

Palitos de Verdura Balsámicos

Porción: 2 palitos, Total: 5 Porciones

10 palitos de metal o de madera de
10 pulgadas

1/4 taza de aceite oliva

1/4 taza vinagre balsámico

1 cucharadita de ajo en polvo

1/2 cucharadita de sal

1/2 cucharadita de pimienta negra
molida

1 calabaza amarilla "yellow
squash" mediana, cortada en
20 trozos

1 cebolla roja, cortada en
20 trozos

1 zapallito italiano "zucchini"
mediano, cortado en 20 trozos

20 hongos grandes

1 Si estás utilizando palitos de
madera, remójelos en agua por
20 minutos. En un tazón pequeño,
combine el aceite, vinagre, polvo de
ajo, sal, y pimienta; mezcle bien.

2 Alternándolos, ponga 2 trozos
cada uno de la calabaza amarilla,
cebolla, y zapallito italiano y hongos
en los palitos. Ponga los palitos en una
plancha de hornear con bordes de
10" × 15" y vierta la mezcla de aceite
y vinagre sobre las verduras. Deje
macerar por 30 minutos, dele vuelta
después de 15 minutos.

3 Pre-caliente el asador a calor
medio-alto y ase los palitos por 8 a
10 minutos, o hasta que estén tiernos
al probarlos con un tenedor, pase con
una brocha de cocina, la salsa para
macerar de vez en cuando.

Intercambios
2 Vegetales
1 Grasa

Calorías 100
  Calorías por Grasa . . 49
Total de Grasa . . . . . . .5 g
  Grasa Saturada . . . . . .1 g
Colesterol . . . . .0 mg
Sodio . . . . .123 mg
Carbohidrato . . . . . . .12 g
  Fibra Dietética . . . . . . .3 g
  Azúcares . . . . .7 g
Proteína . . . . .3 g

Nota

*Prefiere no calentar el asador?
Pre-caliente el horno y ase los palitos por 12
a 15 minutos, dele vuelta y pase, con una
brocha de cocina, la salsa a la mitad
del cocimiento.*

Pizza de Pimentones Asados

Porción: 1 pedazo, Total: 8 Porciones

1 libra de masa para pan descongelado

2 cucharadas de aceite oliva

1/4 cucharadita de ajo en polvo

1/4 cucharadita de cebolla en polvo

1/4 cucharadita de pimienta negra molida

3 pimentones medianos, (rojo, verde, y amarillo, o cualquier combinación), cortados en tiras de 1 pulgada

2/3 taza de salsa de espagueti ligera

1-1/2 taza (6 onzas) queso mozzarella desmenuzada

1 Pre-caliente el horno a 450°F. Rocíe un molde para pizza de 12 pulgadas con rociador no-adherente. Utilizando la yema de los dedos, o el talón de las manos, esparza la masa para que cubra el fondo del molde.

2 En un tazón pequeño, combine el aceite, ajo en polvo, cebolla en polvo, y pimienta. Agregue los pimentones y revuelva para cubrirlo, y ponga en una cacerola de 9" × 13". Hornee por 20 a 25 minutos, o hasta que los pimentones estén tiernos al probarlos con un tenedor.

3 Esparza la salsa sobre la masa y rocíe con el queso mozzarella.

4 Ponga los pimentones asados sobre el queso y hornee por 13 a 15 minutos, o hasta que la masa esté tostada y dorada. Corte y sirva.

Intercambios

2 Féculas
1 Vegetal
1-1/2 Grasas

Calorías 256
  Calorías por Grasa . . 76
Total de Grasa . . . . . . .8 g
  Grasa Saturada . . . . . .3 g
Colesterol . . . . 12 mg
Sodio . . . . .533 mg
Carbohidrato . . . . . . .34 g
  Fibra Dietética . . . . . . .3 g
  Azúcares . . . . .5 g
Proteína . . . . .11 g

"Por qué ordenar de una pizzería cuando tu puedes hacer una pizza aún más saludable en tu propia cocina? Haz que todos te ayuden y gocen contigo, dividiendo la masa en pedazos individuales y permitiéndole a cada uno hacer su propia pizza. Los niños, en especial, gozarán de esto!"

Hamburguesa con Queso Liso y Cremoso

Porción: 1/6 receta, Total: 6 Porciones

1 paquete (8 onzas) códitos "elbow macaroni"

2 cucharaditas de mantequilla

2 cucharadas de harina

1/4 cucharadita de sal

1/4 cucharadita de pimienta negra molida

1 lata (12 onzas) leche evaporada, bajo-en-grasa

1-1/2 taza (6 onzas) queso Cheddar agudo, desmenuzado

1. Pre-caliente el horno a 375°F. Rocíe una cacerola para hornear de 8 pulgadas con rociador no-adherente. Cocine los códitos de acuerdo con las instrucciones en el paquete, omita la sal; escurra.

2. Mientras, en una sartén, derrita la mantequilla sobre fuego alto; agregue la harina, sal, y pimienta. Levemente introduzca la leche evaporada batiéndolo y continúe cocinándolo por 3 a 4 minutos, o hasta que la mezcla se empiece a espesar.

3. Quite la sartén del fuego y agregue los códitos y el queso; mezcle bien, y viértalo en la cacerola. Hornee por 20 a 22 minutos, o hasta que empiece a hacer burbujas y se caliente completamente.

Intercambios

2 Féculas
1 Carne con Media Grasa
1/2 Leche sin Grasa
1 Grasa

Calorías 325	
Calorías por Grasa . 102	
Total de Grasa . . . . . .11 g	
Grasa Saturada . . . . . .7 g	
Colesterol . . . . 33 mg	
Sodio . . . . .369 mg	
Carbohidrato . . . . . . .38 g	
Fibra Dietética . . . . . . .1 g	
Azúcares . . . . .7 g	
Proteína . . . . .17 g	

"Para mantener nuestro consumo de grasa al mínimo, podemos utilizar quesos de sabores más fuertes. Ya que tienen sabores fuertes, no necesitamos usar tanto como los de sabores más suaves."

Derretido de Verduras Asadas

Porción: 1 pedazo, Total: 6 Porciones

1 berenjena mediana, pelada y cortada en rebanadas de 1/4 pulgada

1 cebolla roja mediana, cortada en rebanadas de 1/2 pulgada

1 pimentón rojo mediano, cortado en 8 tiras

1/3 taza de aceite oliva

1/2 cucharadita de orégano seco

1/2 cucharadita de tomillo seco

1/4 cucharadita de sal

1/4 cucharadita de pimienta negra molida

1/2 taza (2 onzas) de queso mozzarella parte descremada, desmenuzada

1 pan Francés (10 onzas) cortado a lo largo por mitad

1 Pre-caliente el horno a 450°F. En una cacerola para hornear grande o plancha para hornear con bordes, combine todos los ingredientes menos el queso y el pan; revuelva hasta que esté todo combinado. Ase por 35 a 40 minutos, o hasta que las verduras estén tiernas.

2 Rocíe con el queso y hornee por 3 a 4 minutos más, o hasta que el queso se derrita.

3 Ponga las verduras asadas, parejamente, sobre las partes de adentro del pan francés, y corte cada mitad en tercios y sirva de inmediato.

Intercambios

2 Féculas
1 Vegetal
2 Grasas

Calorías 263	
Calorías por Grasa . 113	
Total de Grasa . . . . . .13 g	
Grasa Saturada . . . . . .3 g	
Colesterol . . . . 5 mg	
Sodio . . . . .426 mg	
Carbohidrato . . . . . . .31 g	
Fibra Dietética . . . . . . .3 g	
Azúcares . . . . .4 g	
Proteína . . . . .8 g	

"Aunque estos emparedados son mejores al servirlos caliente, son también muy buenos fríos. Y ya que son un poco grandes, no te preocupes si no los terminas en una sola sentada. Recuerda, come solamente lo suficiente para sentirte satisfecho . . . NO muy lleno."

Pasta Primavera a la César

Porción: 1/6 receta, Total: 6 Porciones

1 paquete (12 onzas) pasta de corbata de lazo "bow-tie"

2 cucharadas de aceite oliva

1/4 libra de espárragos, cortados en pedazos de 1-1/2 pulgadas

1/4 libra de habichuelas, recortadas

2 zanahorias medianas, finamente rebanadas

1 pimentón mediano amarillo o rojo, cortado en trozos de 1 pulgada

3 tomates ciruelas medianos, cortados en cuñas finas

1 diente de ajo, finamente picado

1 lata (14-1/2 onzas) caldo de pollo o de verduras, listo para usar, bajo-en-sodio

1 paquete (1.2 onzas) mezcla de aderezo César seco

2 cucharadas de queso Parmesano rayado (opcional)

1 Cocine la pasta de acuerdo con las instrucciones en el paquete, omitiendo la sal; escurra. Mientras, en una sartén grande, caliente el aceite de oliva sobre fuego medio y sofría los espárragos, habichuelas, zanahorias, y pimentón por 2 minutos. Agregue revolviendo los tomates y ajo.

2 En un tazón pequeño, combine el caldo de pollo y la mezcla de aderezo de ensalada; viértalos sobre las verduras y deje hervir. Reduzca el calor a bajo y cocine por 5 a 7 minutos, o hasta que las verduras estén tostadas y tiernas, revolviendo de vez en cuando.

3 En un tazón grande, combine la pasta caliente y la mezcla de los vegetales; agregue el queso Parmesano, si desea, y revuelva hasta que esté completamente cubierto. Sirva de inmediato.

Intercambios

3 Carbohidratos
1 Vegetal
1/2 Grasa

Calorías 300
  Calorías por Grasa . . 47
Total de Grasa . . . . . . .5 g
  Grasa Saturada . . . . . .1 g
Colesterol . . . . 0 mg
Sodio . . . . .958 mg
Carbohidrato . . . . . . .53 g
  Fibra Dietética . . . . . . .4 g
  Azúcares . . . . .10 g
Proteína . . . . .10 g

Toque Final

En lugar del queso Parmesano de paquete, utiliza un pelador de vegetales para rebanar finamente el queso Parmesano fresco para colocar sobre cada porción de este platillo al servirlo.

Pila de Verduras Asadas

Porción: 1 pedazo, Total: 4 Porciones

Rociador no-adherente

1 berenjena mediana, cortada a lo largo en 6 rebanadas

1 zapallito italiano "zucchini," cortado a lo largo en 4 rebanadas

1 calabaza amarilla "yellow squash," cortada a lo largo en 4 rebanadas

1 pimentón rojo grande, cortado en tiras de 1/2 pulgadas

1/2 cucharadita de sal

1/2 cucharadita de pimienta negra molida

1/2 taza de queso ricotta, parte descremada

2 cucharada de albahaca fresca picada

3/4 taza (3 onzas) queso mozzarella, parte descremada, finamente desmenuzada

1/4 taza de salsa de tomate

Intercambios

1 Carne con Media Grasa
3 Vegetales

Calorías 154
Calorías por Grasa . . 56
Total de Grasa . . . . . . .6 g
Grasa Saturada . . . . . .4 g
Colesterol . . . . .21 mg
Sodio . . . . .525 mg
Carbohidrato . . . . . . .15 g
Fibra Dietética . . . . . . .5 g
Azúcares . . . . .8 g
Proteína . . . . .11 g

1 Pre-caliente el horno a 425°F. Rocíe 2 planchas para hornear con rociador no-adherente.

2 Ponga las verduras en la plancha en capa simple. Levemente rocíe con rociador no-adherente y sazone con sal y pimienta molida de ambos lados. Hornee por 16 a 20 minutos, o hasta que estén tiernos.

3 Saque del horno y reduzca la temperatura a 350°F. Rocíe una cacerola cuadrada de 8 pulgadas con rociador no-adherente. Ponga 3 rebanadas de la berenjena asada en el fondo de la cacerola. Esparza sobre esto la mitad del queso ricotta, mitad de la albahaca, y 1/4 taza de queso mozzarella desmenuzada.

4 Continúe añadiendo las rebanadas del zapallito italiano, calabaza amarilla, y las tiras de pimentón rojo. Esparza el resto del queso ricotta, albahaca, 1/4 de queso mozzarella encima.

5 Agregue las 3 rebanadas de berenjena que faltan encima y cubra con la salsa de tomate y lo que queda del queso mozzarella (1/4). Hornee por 10 a 12 minutos, o hasta que esté completamente caliente y los quesos se hayan derretido. Corte en 4 cuadritos y sirva.

Quesadillas Confetti

Porción: 2 pedazo, Total: 4 Porciones

Rociador no-adherente

1 paquete (9 onzas) espárragos congelados cortados, descongelados y bien escurridos

1 cebolla roja mediana, finamente picada

1 lata (8-3/4 onzas) hojuelas de maíz, bien escurridos

1-1/2 taza (6 onzas) queso "Colby-Jack," desmenuzado, dividido

1 cucharadita de comino molido

4 tortillas de harina de 8 pulgadas

1/4 taza de crema agria, bajo en grasa

2 cebollinas, rebanadas

1 Pre-caliente el horno a 450°F. Rocíe 2 planchas para hornear con rociador no-adherente. En un tazón pequeño, combine los espárragos, cebolla, hojuelas de maíz, y comino; mezcle bien.

2 Ponga una tortilla sobre la plancha, ponga encima la mitad de la mezcla de vegetales, y cubra con otra tortilla; repita. Rocíe levemente la parte de arriba de las tortillas con rociador no-adherente.

3 Hornee por 6 a 8 minutos, o hasta que las tortillas estén tostadas y el queso se haya derretido. Saque las quesadillas del horno e inmediatamente ponga encima el queso restante. Corte cada quesadilla en cuartos y póngale encima la crema agria y la cebollina rebanada. Sirva de inmediato.

Intercambios

2-1/2 Féculas
1 Carne con Grasa
1 Vegetal
2 Grasas

Calorías 409	
Calorías por Grasa . 171	
Total de Grasa . . . . . .19 g	
Grasa Saturada . . . . . .9 g	
Colesterol . . . . 50 mg	
Sodio . . . . .601 mg	
Carbohidrato . . . . . . .44 g	
Fibra Dietética . . . . . . .4 g	
Azúcares . . . . .6 g	
Proteína . . . . .19 g	

"Este popular platillo mejicano puede ser un plato principal o un bocadillo. Y quizás quieras darle aún más brío poniendo encima un poco de la Salsa Rápida (pág. 19)."

Acompañantes Perfectos

Verduras Rehogadas

Porción: 1 taza, Total: 8 Porciones

1 lata (15 onzas) mazorquitas de maíz, escurridos con el líquido reservado

2 cucharadas de salsa soya ligera

2 cucharadas de maicena

1 cucharadita de aji seco, desmenuzado

1/4 taza de aceite de maní

4 dientes de ajo, finamente picados

1 racimo de brócoli, cortado en florecitas pequeñas

2 pimentones medianos (1 rojo y 1 amarillo), cortados en tiras de 1/2 pulgada

1 cebolla grande, cortada en forma de cuñas

1/2 libra de hongos frescos rebanados

1/2 libra de habichuelas "snow peas," recortadas

1 En un tazón pequeño, combine el líquido reservado de las mazorquitas de maíz, la salsa china, maicena, y pimentón rojo desmenuzado; ponga a un lado.

2 En una sartén oriental "wok" o en una sartén grande, caliente el aceite de maní sobre fuego alto hasta que esté caliente. Agregue el ajo, bróculi, pimentones, cebolla, y hongos. Sofría por 6 a 7 minutos o hasta que las verduras estén tiernas y tostadas.

3 Agregue las habichuelas y mazorquitas y sofría por 3 a 4 minutos, o hasta que las habichuelas se tornеen un verde más vibrante.

4 Agregue la mezcla de salsa soya, y sofría por 1 a 2 minutos, o hasta que la salsa se espese. Sirva de inmediato.

Intercambios

3 Vegetales
1-1/2 Grasas

Calorías 138
  Calorías por Grasa . . 65
Total de Grasa . . . . . . .7 g
  Grasa Saturada . . . . . .1 g
Colesterol . . . . .0 mg
Sodio . . . . .290 mg
Carbohidrato . . . . . . .16 g
  Fibra Dietética . . . . . . .5 g
  Azúcares . . . . .7 g
Proteína . . . . .5 g

Bueno para tí!

Si cambias este platillo a tu gusto, no elimines el brócoli! Es lo más alto en fibra (como aquel de sus primos, coliflor y repollo) y significa que nos puede ayudar a aminorar el riesgo de contraer cáncer.

Papas en Trozos con Especias

Porción: 10 pedazo, Total: 6 Porciones

5 papas dulces (+ o – 2-1/2 libras), peladas

2 claras de huevo

1/2 cucharadita de jengibre en polvo

1/4 cucharadita de canela en polvo

1/8 cucharadita de nuez moscada en polvo

1/2 cucharadita de sal

1 Pre-caliente el horno a 400°F. Rocíe 2 planchas de hornear con rociador no-adherente.

2 Corte cada papa en 12 pedazos en forma de cuña.

3 En un tazón grande, levemente bata las claras de huevo, jengibre, canela, nuez moscada, y sal hasta que esté espumoso. Agregue las papas y revuelvalas para cubrirlas completamente; ponga las papas en la plancha en una capa.

4 Hornee por 20 minutos, dele vuelta a las papas y hornee por 15 a 20 minutos más, o hasta que estén tiernas y doradas.

Intercambios
2-1/2 Féculas

Calorías 157
   Calorías por Grasa . . . 1
Total de Grasa . . . . . . .0 g
   Grasa Saturada . . . . .0 g
Colesterol . . . . 0 mg
Sodio . . . . .227 mg
Carbohidrato . . . . . . .36 g
   Fibra Dietética . . . . . .4 g
   Azúcares . . . . .17 g
Proteína . . . . .4 g

"Que dulce (y caliente) es! Pareciera ser que el jengibre, canela y nuez moscada que agregamos a las papas ayudan con el dulce que añoramos . . . nos ayuda a no tener que agregar azúcar."

Papas Rojas con Perejil

Porción: 3 papas, Total: 6 Porciones

2 cuartos de agua

1 cebolla mediana, cuarteada

2 libras (+ o − 18) papas rojas nuevas pequeñas lavadas

1/4 taza (1/2 barra) mantequilla

2 dientes de ajo, finamente picados

1/4 taza perejil fresco, picado

1 En una olla sopera, combine el agua y la cebolla y deje hervir sobre fuego alto. Utilizando un pelador de papa, quite una tira de la piel alrededor del centro de cada papa. Ponga las papas en la olla, tape, y cocine por 15 a 18 minutos, o hasta que estén tiernas al probarlas con un tenedor. En un colador, cuele bien las papas y la cebolla; mantenga tibio.

2 Derrita la mantequilla en la misma olla sobre fuego medio. Agregue el ajo y sofría por 1 a 2 minutos, o hasta que esté tierno.

3 Agregue el perejil a la olla, revolviéndolo y regrese las papas y cebolla a la olla y revuelva para cubrirlas parejamente. Sirva de inmediato.

Intercambios

2 Féculas
1 Grasa

Calorías 201
   Calorías por Grasa . . 69
Total de Grasa . . . . . . .8 g
   Grasa Saturada . . . . . .5 g
Colesterol . . . . .20 mg
Sodio . . . . .91 mg
Carbohidrato . . . . . . .30 g
   Fibra Dietética . . . . . .4 g
   Azúcares . . . . .5 g
Proteína . . . . .4 g

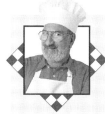

"Un platillo secundario clásico, estas super papas son buenas emparejadas con cualquier cosa desde la Carne Asada con Cola Caramelizada (pág. 92), hasta la Carne Asada en Olla con Estragón (pág. 93). Prueba esta receta con tus propias ideas de otros platillos deliciosos."

Tomates de Jardín a la Parrilla

Porción: 1/2 de un tomate, Total: 6 Porciones

1 taza de cebollas fritas al estilo francés, desmenuzadas

2 cucharadas de queso Parmesano rayado

1/2 cucharadita de sazón italiano

3 tomates medianos, firmes, cortados en mitad (ver nota)

2 cucharaditas de mantequilla, derretida

1 Pre-caliente la parrilla. En un tazón pequeño, combine las cebollas fritas, el queso Parmesano, y sazón italiano. Con una brocha de cocina pase la mantequilla derretida sobre la parte cortada de los tomates.

2 Rocíe los tomates con la mezcla de queso y cebolla, y ponga en un recipiente para asar y ponga a asar por casi 1 minuto, hasta que la superficie esté levemente dorada.

3 Apague la parrilla y cierre la puerta del horno, dejando los tomates adentro por 5 a 8 minutos, o hasta que estén suaves pero no se estén desmoronando.

Intercambios

1 Vegetal
1-1/2 Grasas

Calorías 99
Calorías por Grasa . . 64
Total de Grasa . . . . . . .7 g
Grasa Saturada . . . . . .3 g
Colesterol . . . . .6 mg
Sodio . . . . .142 mg
Carbohidrato . . . . .8 g
Fibra Dietética . . . . . . .1 g
Azúcares . . . . .2 g
Proteína . . . . .2 g

Nota

Si cortas una porción pequeña de la parte de abajo de cada tomate antes de empezar, te permitirá mantenerlos parados.

Refrito de Frijoles Verdes

Porción: 1/2 taza, Total: 8 Porciones

2 cucharadas de aceite de oliva

1/4 taza de almendras cortadas en tiras

1 diente de ajo, finamente picado

2 paquetes (9 onzas c/u) habichuelas verdes cortadas al estilo francés "French-cut green beans" congeladas

1/4 taza de tomate secado al sol "sun-dried tomatoes" picados

1/4 cucharadita de sal (opcional)

1/4 cucharadita de pimienta negra molida

1 En una sartén grande, caliente el aceite sobre fuego medio. Agregue las almendras y el ajo y sofría por 2 a 3 minutos, o hasta que las almendras estén levemente doradas.

2 Agregue los ingredientes que faltan, tape, y deje que las habichuelas suden por 10 minutos, o hasta que estén tiernas, revolviéndolas de vez en cuando. Sirva de inmediato.

Bueno para tí!

Los aceites canola y oliva ambos ganan la "aprobación" por que contienen grasas no mono-saturadas. Estas grasas combaten el incremento de colesterol porque aumentan el nivel del HDL, (colesterol bueno). Por lo tanto, siempre debes buscarlos en los productos que consumes. Y ten cuidado. Porque la etiqueta de un aceite en particular u otro producto indica que es "ligero" no quiere decir que sea así. Simplemente puede referirse a su sabor.

Intercambios

1 Vegetal
1 Grasa

Calorías 71
   Calorías por Grasa . . 47
Total de Grasa . . . . . . .5 g
   Grasa Saturada . . . . . .1 g
Colesterol . . . . .0 mg
Sodio . . . . .6 mg
Carbohidrato . . . . . . .6 g
   Fibra Dietética . . . . . . .2 g
   Azúcares . . . . .2 g
Proteína . . . . .2 g

Papas Asadas con Pesto

Porción: 1/6 receta, Total: 6 Porciones

2 libras de papas rojas pequeñas, lavadas y cuarteadas

1/2 taza de salsa pesto

1/2 cucharadita de pimienta negra molida

1 Pre-caliente el horno a 425°F. Rocíe un molde de hornear con borde con rociador no-adherente.

2 En un tazón mediano, combine todos los ingredientes y revuelva para cubrir las papas parejamente.

3 Ponga las papas en el molde y hornee por 50 a 60 minutos, o hasta que estén tiernos al probarlos con un tenedor. Sirva de inmediato.

Intercambios

2 Féculas
1/2 Grasa

Calorías 177
  Calorías por Grasa . . 51
Total de Grasa . . . . . . .6 g
  Grasa Saturada . . . . . .1 g
Colesterol . . . . .1 mg
Sodio . . . . .244 mg
Carbohidrato . . . . . . .28 g
  Fibra Dietética . . . . . . .4 g
  Azúcares . . . . .3 g
Proteína . . . . .5 g

"Nunca has hecho papas en esta forma? Bueno al combinarlos con la salsa pesto, toman un sabor que es tan rico, que de seguro te convertirá en el héroe de la cocina italiana!"

Repollo Baviera

Porción: 1 pedazo, Total: 8 Porciones

1 repollo mediano

1-1/2 tazas de agua

1/2 cucharadita de sal

1/4 cucharadita de pimienta negra molida

3 cucharadas de mantequilla, derretida

1/2 cucharadita de pepitas de alcaravea "caraway seed" (vea nota)

1 Pre-caliente el horno a 350°F. Corte el repollo en 8 pedazos acuñados y coloque en una cacerola de hornear de 9" × 13".

2 Agregue agua a la cacerola, sazone el repollo con sal y pimienta, y tape levemente con papel aluminio. Hornee por 40 minutos, o hasta el término deseado.

3 Saque el repollo y póngalo en una bandeja para servir. En un tazón pequeño, combine la mantequilla derretida y las pepitas de alcaravea; vierta sobre el repollo y sirva.

Nota

Prueba este delicioso platillo con Sauerbraten Nuevo Mundo (pág. 94). Y si no te gusta el sabor de la alcaravea—no hay problema. Haz esta receta de repollo fresco agregando 1-1/2 cucharadas de albahaca fresca en lugar de las pepitas de alcaravea.

Intercambios
1 Vegetal
1 Grasa

Calorías 62
  Calorías por Grasa . . 41
Total de Grasa . . . . . . .5 g
  Grasa Saturada . . . . . .3 g
Colesterol . . . . .11 mg
Sodio . . . . .133 mg
Carbohidrato . . . . . . .5 g
  Fibra Dietética . . . . . . .2 g
  Azúcares . . . . .3 g
Proteína . . . . .1 g

Verduras Asadas a la Primavera

Porción: 1/6 receta, Total: 6 Porciones

1/4 taza de aceite oliva

1 cucharada de hierba de eneldo "dillweed" fresco, picado

1 cucharadita de sal

1 cucharadita de pimienta negra molida

1 libra de papas rojas pequeñas, lavadas y cuarteadas

3 mazorcas de maíz, despellejadas y cortadas en rueditas de 1 pulgada

1/2 libra de zanahorias tiernas "baby carrots"

1 cebolla roja grande, cortada en forma de cuñas

1/2 libra de habichuelas verdes dulces, frescas "sugar snap peas"

1 Pre-caliente el horno a 400°F. En un tazón grande, combine el aceite, eneldo, sal, y pimienta.

2 Agregue los ingredientes que faltan exceptuando las habichuelas; revuelva para cubrir bien, vierta en una cacerola de 9" × 13".

3 Hornee, al descubierto, por 20 minutos; agregue las habichuelas con cuidado, y deje hornear por 25 a 30 minutos adicionales, o hasta que las verduras estén levemente doradas y casí tiernas. Revuelva una vez y sirva de inmediato.

Intercambios

1-1/2 Féculas
2 Vegetales
1-1/2 Grasas

Calorías 226	
Calorías por Grasa . . 80	
Total de Grasa . . . . . . .9 g	
Grasa Saturada . . . . . .2 g	
Colesterol . . . . 0 mg	
Sodio . . . . .417 mg	
Carbohidrato . . . . . . .35 g	
Fibra Dietética . . . . . . .6 g	
Azúcares . . . . .9 g	
Proteína . . . . .5 g	

"Zanahorias, cebollas y habichuelas, ay que rico! Pero no paramos allí, por que las papas y el maíz también se añaden a la mezcla para redondear este platillo bueno a la vista."

Coliflor con Queso

Porción: 1/6 receta, Total: 6 Porciones

1 taza (4 onzas) queso Cheddar agudo, reducido en grasa, desmenuzado

1/2 taza de mayonesa ligera

1 cucharadita de mostaza amarilla

1/8 cucharadita de pimienta negra molida

1 paquete (16 onzas) florecitas de coliflor, descongeladas

1/2 taza de cebolla frita al estilo francés "french-fried onions"

1 Pre-caliente el horno a 400°F. En una cacerola mediana, combine el queso, mayonesa, mostaza, y pimienta sobre fuego medio-bajo; cocine hasta que el queso se derrita. Revuelva frecuentemente.

2 Agregue la coliflor y revuelva levemente hasta que esté cubierto. Vierta en una cacerola para hornear cuadrada de 8 pulgadas y rocíe con la cebolla frita al estilo francés.

3 Hornee por 15 a 18 minutos, o hasta que esté totalmente caliente y las cebollas estén doradas.

Intercambios

1 Carne con Media Grasa
1 Vegetal
1-1/2 Grasas

Calorías 171
  Calorías por Grasa . 119
Total de Grasa . . . . . .13 g
  Grasa Saturada . . . . . .5 g
Colesterol . . . . 20 mg
Sodio . . . . .376 mg
Carbohidrato . . . . .6 g
  Fibra Dietética . . . . . . .2 g
  Azúcares . . . . .1 g
Proteína . . . . .7 g

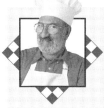

"Si eres una de esas personas que vira su nariz hacía arriba cuando piensan en coliflor, solo prueba esta versión con queso. Existe una probabilidad de que te va a gustar. No puedo mentirte sobre esto?"

Espárragos Asados con Limón

Porción: 6 a 8 espárragos, Total: 4 Porciones

2 libras de espárragos frescos, recortados

2 cucharadas de mantequilla, derretida

4 cucharadas de jugo de limón fresco

4 cucharaditas de cáscara de limón rayado, dividida

1 Pre-caliente el horno a 400°F. Ponga los espárragos en una cacerola para hornear de 9" × 13".

2 En un tazón pequeño, combine la mantequilla, jugo de limón, y 2 cucharaditas de la cáscara de limón rayado; mezcle bien y vierta sobre los espárragos. Hornee por 20 a 25 minutos, o hasta el término deseado.

3 Saque del horno y rocíele lo que queda de la cáscara de limón (2 cucharaditas). Sirva de inmediato.

Nota

La cantidad de tiempo para cocinar varia de acuerdo con el grosor de los espárragos. Espárragos muy delgados se cocinaran mucho más rápido que espárragos gruesos. Y, por supuesto, a todos les gusta cocido a un término distinto, por lo tanto mantén el ojo en los espárragos mientras se cocinan.

Intercambios
1 Vegetal
1 Grasa

Calorías 81
  Calorías por Grasa . . 54
Total de Grasa . . . . . . .6 g
  Grasa Saturada . . . . . .4 g
Colesterol . . . . .15 mg
Sodio . . . . .73 mg
Carbohidrato . . . . .6 g
  Fibra Dietética . . . . . . .2 g
  Azúcares . . . . .2 g
Proteína . . . . .3 g

Relleno Portobelo

2 cucharadas de mantequilla

1 pimentón rojo mediano, finamente picado

1 cebolla pequeña, finamente picada

6 onzas de hongos Portobelo, picados

2 cucharaditas de salvia seca "rubbed sage"

1/4 cucharadita de pimienta negra molida

1 panecillo de maíz, desmenuzado

1 En una sartén grande, derrita la mantequilla sobre fuego medio-alto. Agregue el pimentón y la cebolla y sofría por 2 a 3 minutos, o hasta que estén tiernos.

2 Agregue los hongos, salvia, y pimienta molida, y sofría por 3 a 5 minutos, o hasta que los hongos estén tiernos.

3 Agregue mezclando el panecillo desmenuzado y cocine por 2 a 3 minutos más, o hasta que esté totalmente caliente.

Intercambios

1 Vegetal
1 Grasa

Calorías	.72
Calorías por Grasa . .	42
Total de Grasa	.5 g
Grasa Saturada	.2 g
Colesterol	.10 mg
Sodio	.65 mg
Carbohidrato	.7 g
Fibra Dietética	.1 g
Azúcares	.3 g
Proteína	.2 g

"Que puedes hacer con este super estrella hecho con hongos? Juntarlo con los pimentones, cebolla, salvia, y un panecillo de maíz saludable te da este increíble relleno con sabor a carne."

Verduras de Verano Asadas

Porción: 1/6 receta, Total: 6 Porciones

2 cucharadas de aceite canola

4 cucharadas de queso Parmesano rayado, dividido

1/4 cucharadita de ajo en polvo

1/4 cucharadita de pimienta negra molida

2 papas medianas, finamente rebanadas en círculos

1 zapallito italiano "zucchini" mediano, finamente rebanado en círculos

2 calabasas amarillas "yellow squash," finamente rebanados en círculos

4 tomates ciruelas, finamente rebanados en círculos

Sal al gusto

1 Pre-caliente el horno a 400°F. Rocíe una cacerola para hornear de 9" × 13" con rociador no-adherente.

2 En un tazón grande, combine el aceite, 2 cucharadas de queso Parmesano, el polvo de ajo, y pimienta; mezcle bien. Agregue las papas, zapallito italiano, y calabaza amarilla, revolviendo hasta que estén cubiertos parejamente; vierta en la cacerola.

3 Ponga los tomates encima y rocíe con lo que queda del queso Parmesano (2 cucharadas). Hornee por 30 a 40 minutos, o hasta que las papas estén tiernas al toque con un tenedor. Sirva de inmediato.

Intercambios
1/2 Fécula
1 Vegetal
1-1/2 Grasas

Calorías 129
  Calorías por Grasa . . 58
Total de Grasa . . . . . . .6 g
  Grasa Saturada . . . . . .1 g
Colesterol . . . . 5 mg
Sodio . . . . .94 mg
Carbohidrato . . . . . . .15 g
  Fibra Dietética . . . . . . .3 g
  Azúcares . . . . .4 g
Proteína . . . . .5 g

"Somos realmente afortunados que en los supermercados de ahora siempre hay verduras frescas—no importa que temporada sea!"

Guisantes con Cebolla Cremoso

Porción: 1/2 taza, Total: 4 Porciones

1 cucharada de aceite canola

1 cucharada de harina

1 cucharada de mantequilla

1/4 cucharadita de nuez moscada en polvo

1/4 cucharadita de pimienta negra molida

1 taza de leche sin grasa

1 paquete (16 onzas) guisantes con cebollas, descongeladas

1 En una cacerola, caliente el aceite sobre fuego medio-alto. Agregue la harina, mantequilla, nuez moscada, y pimienta; bata hasta que esté liso.

2 Lentamente agregue la leche, batiendo hasta que esté liso y espeso. Agregue los guisantes y cebollas, y cocine por 3 a 4 minutos, hasta que esté completamente caliente. Sirva de inmediato.

Intercambios
1 Fécula
1 Grasa

Calorías 137
  Calorías por Grasa . . 61
Total de Grasa . . . . . . .7 g
  Grasa Saturada . . . . . .2 g
Colesterol . . . . .9 mg
Sodio . . . . .102 mg
Carbohidrato . . . . . . .14 g
  Fibra Dietética . . . . . . .3 g
  Azúcares . . . . .9 g
Proteína . . . . .5 g

"Claro, que podemos comprar este platillo ya hecho en la sección congelada del supermercado, pero mira la etiqueta de su valor nutritivo! Saldrá mucho mejor si lo hacemos en casa. Y las cosas siempre saben mejor cuando provienen de nuestra cocina!"

Puré de Papas con Ajo

6 papas rojas medianas (casi 2 libras), restregadas y cortadas en trozos grandes

8 dientes de ajo, pelados

1/3 taza de crema agria, reducido-en-grasa

2 cucharadas de mantequilla

Sal al gusto

1/4 cucharadita de pimienta negra molida

1 Ponga las papas y el ajo en una olla sopera y agreguele el agua para cubrirlos. Deje hervir sobre fuego alto. Reduzca el fuego a medio y cocine por 20 a 25 minutos, o hasta que las papas estén tiernas al toque con un tenedor; escurra y póngalos en un tazón grande.

2 Maje las papas y el ajo junto con los ingredientes que faltan, hasta que esté liso y bien mezclado. Sirva de inmediato.

Intercambios
2 Féculas
1/2 Grasa

Calorías 175
   Calorías por Grasa . . 44
Total de Grasa . . . . . . .5 g
   Grasa Saturada . . . . . .3 g
Colesterol . . . . .14 mg
Sodio . . . . .60 mg
Carbohidrato . . . . . . .29 g
   Fibra Dietética . . . . . . .3 g
   Azúcares . . . . .4 g
Proteína . . . . .5 g

Manzana Rellena con Puré de Bellota

Porción: 1/6 bellota, Total: 6 Porciones

1 calabaza de bellota "acorn squash," cortada a lo largo en mitad y despepitada

1/2 taza de compota de manzana

2 cucharadas de mantequilla, derretida

1/2 cucharadita de canela en polvo

1/4 cucharadita de sal

1 Pre-caliente el horno a 400°F. Coloque las mitades de calabaza con el lado cortado hacía arriba en una plancha de hornear con bordes.

2 En un tazón mediano, combine los ingredientes que faltan; mezcle bien. Distribuya la mezcla parejamente sobre las mitades de calabaza.

3 Hornee por 1 a 1-1/4 horas, o hasta que estén tiernos. Corte cada calabaza en mitad a lo largo y en tercios, y sirvalos.

Bueno para tí!

Has consumido tu péctina en el día de hoy? Las manzanas son una fuente de péctina! Péctina es una fibra soluble, que puede bajar el nivel del colesterol en la sangre.

Intercambios
1/2 Fécula
1/2 Grasa

Calorías 62
  Calorías por Grasa . . 37
Total de Grasa . . . . . . .4 g
  Grasa Saturada . . . . . .2 g
Colesterol . . . . .10 mg
Sodio . . . . .138 mg
Carbohidrato . . . . .7 g
  Fibra Dietética . . . . . . .2 g
  Azúcares . . . . .3 g
Proteína . . . . .0 g

Mazorca de Maíz Asado con Hierbas

Porción: 1 mazorca, Total: 4 Porciones

2 cucharadas de mantequilla, derretida

1 diente de ajo, finamente picado

1 cebollina, finamente picada

1 cucharadita de hierba de eneldo fresco, picado

1/8 cucharadita de pimienta negra molida

4 mazorcas de maíz mediano frescos, despellejados

1 Pre-caliente el horno a 425°F. En un tazón pequeño, combine la mantequilla, ajo, cebollina, hierba de eneldo, y pimienta molida; mezcle bien.

2 Coloque cada mazorca de maíz en un pedazo de aluminio separado y pase una brocha de cocina con la mezcla de mantequilla sobre cada uno. Cierre bien el papel aluminio sobre cada mazorca y sellelo completamente, y ponga las mazorcas en un molde de hornear con bordes.

3 Ase las mazorcas por 20 a 25 minutos, o hasta que las hojuelas estén tiernas. Abra, con cuidado, el papel aluminio y saque las mazorcas. Sirva de inmediato.

Intercambios
1-1/2 Féculas
1 Grasa

Calorías 150
  Calorías por Grasa . . 62
Total de Grasa . . . . . . .7 g
  Grasa Saturada . . . . .4 g
Colesterol . . . . .15 mg
Sodio . . . . .75 mg
Carbohidrato . . . . . . .23 g
  Fibra Dietética . . . . . .3 g
  Azúcares . . . . .3 g
Proteína . . . . .3 g

"No importa si lo asas dentro del horno o en una barbacoa, he aquí una nueva forma de avivar un viejo favorito al mismo tiempo que añades fibra a tu dieta. Al probarlo no pondrás, más nunca, solamente mantequilla en tus mazorcas."

Glaseado de Zanahorias con Miel

Porción: 1/2 taza, Total: 4 Porciones

1 libra de zanahorias tiernas "baby carrots"

2 cucharadas de mantequilla

2 cucharadas de miel

1/2 cucharadita de jugo de limón

1/2 cucharadita de jengibre en polvo

1/4 cucharadita de sal

1 Coloque las zanahorias en una cacerola mediana. Agregue suficiente agua para taparlas y deje hervir sobre fuego alto. Reduzca el fuego a medio-alto, tape, y cocine por 15 a 20 minutos, o hasta que estén al término deseado; escurralas bien.

2 En la cacerola, derrita la mantequilla sobre fuego bajo. Agregue los ingredientes que quedan; mezcle bien.

3 Regrese las zanahorias a la cacerola y revuelva hasta que estén bien mezcladas y hasta que estén completamente calientes. Sirva de inmediato.

Intercambios

1/2 Carbohidrato
2 Vegetales
1 Grasa

Calorías 131
  Calorías por Grasa . . 53
Total de Grasa . . . . . . .6 g
  Grasa Saturada . . . . . .4 g
Colesterol . . . . 15 mg
Sodio . . . . .244 mg
Carbohidrato . . . . . . .20 g
  Fibra Dietética . . . . . . .3 g
  Azúcares . . . . .15 g
Proteína . . . . .1 g

"Couscous" de Verduras

Porción: 3/4 taza, Total: 8 Porciones

1 cucharada de aceite oliva

1 cebolla mediana, picada

1 lata (14-1/2 onzas) caldo de pollo, listo para usar (vea abajo)

1 paquete (10 onzas) vegetales mixtos, descongelados

1 tomate mediano, picado

1 cucharada de hierba de eneldo fresco, picado

1/2 cucharadita de comino molido

1 diente de ajo, finamente picado

1 paquete (10 onzas) de mezcla de trigo molido "couscous"

1 Caliente el aceite de oliva en una olla sopera sobre fuego medio-alto. Agregue la cebolla y cocine por 5 a 6 minutos, o hasta que estén doradas.

2 Agregue, revolviendo, el caldo de pollo, los vegetales mixtos, tomate, hierba de eneldo, comino, y ajo; deje hervir. Hierva por 2 minutos, revolviendo de vez en cuando.

3 Agregue la mezcla de trigo molido "couscous," tape, y quite del fuego. Deje que la mezcla del trigo molido repose por 5 minutos, y esponje con una cuchara y sirva.

Intercambios
2 Féculas
1 Vegetal

Calorías 197
  Calorías por Grasa . . 18
Total de Grasa . . . . . . .2 g
  Grasa Saturada . . . . . .0 g
Colesterol . . . . .0 mg
Sodio . . . . .160 mg
Carbohidrato . . . . . . .38 g
  Fibra Dietética . . . . . . .4 g
  Azúcares . . . . .5 g
Proteína . . . . .7 g

"Has visto la gran variedad de paquetes de trigo molido que hay en los supermercados, en la sección de arroz, y te has preguntado como hacer tu propia versión? He aquí tu oportunidad de probar este primo de la pasta. Y después de hacerlo en esta forma, quizás quieras sustituir el caldo de pollo con caldo de carne de res bajo en grasa o caldo de vegetales, y quizás hasta agregar un poquito más de hierba de eneldo para incrementar el sabor. Haga su propia creación!"

Peras en Trozos con Puré de Manzana

Porción: 1/2 taza, Total: 6 Porciones

4 peras medianas, sin pepas, peladas y cortadas en trozos

4 manzanas medianas, sin pepas, peladas y cortadas en trozos

3/4 taza de jugo de manzana sin azúcar

1 ramita de canela

1 En una cacerola grande, ponga a hervir todos los ingredientes sobre fuego alto.

2 Reduzca el fuego a bajo, tape, y cocine por 45 a 50 minutos, o hasta que llegue a la consistencia deseada, revolviendo de vez en cuando.

3 Sirva tibio o deje enfriar, tape y ponga en la refrigeradora hasta el momento de servir.

Nota

Utiliza las manzana y peras que prefieras. Yo prefiero las manzanas "Red Delicious" y las peras "Bartlett," pero casí cualquier tipo que tengas a mano puede ser utilizado. Además, si prefieres que tu salsa salga un poco más dulce, agregale una cucharada de azúcar morena a la cacerola con todos los ingredientes.

Intercambios
2 Frutas

Calorías 113
  Calorías por Grasa . . . 6
Total de Grasa . . . . . . .1 g
  Grasa Saturada . . . . . .0 g
Colesterol . . . . .0 mg
Sodio . . . . .1 mg
Carbohidrato . . . . . . .29 g
  Fibra Dietética . . . . . . .4 g
  Azúcares . . . . .25 g
Proteína . . . . .0 g

"Me gusta esta salsa como merienda fría, pero la he comido tibia también como un postre con una cucharada de helado de vainilla o yogur bajo en grasa. Bueno, creo que utilizaré las palabras de Mr. Food una vez más . . . MODERACION ES LA CLAVE!"

Sofrito de Espinaca con Garbanzo

Porción: 1/2 taza, Total: 6 Porciones

1 cucharada de aceite canola

1 cebolla mediana, picada

1 paquete (10 onzas) espinaca cortada, descongelada y secada

1 lata (8 onzas) salsa de tomate

2 tazas de agua

1 lata (15 onzas) garbanzo, enjuagado y escurrido

1/4 cucharadita de sal

1/2 cucharadita de pimienta negra molida

1 En una sartén grande, caliente el aceite sobre fuego medio-alto. Agregue la cebolla y sofría por 2 a 3 minutos, o hasta que esté tierna. Agregue la espinaca y sofría por 2 minutos más.

2 Reduzca el fuego a medio-bajo, agregue, revolviendo los ingredientes que faltan, y cocine, medio tapado, por 20 a 25 minutos, o hasta que la salsa se espese. Sirva de inmediato.

Intercambios

1 Fécula
1 Vegetal
1/2 Grasa

Calorías 132
  Calorías por Grasa . . . 3
Total de Grasa . . . . . . .4 g
  Grasa Saturada . . . . . .0 g
Colesterol . . . . 0 mg
Sodio . . . . .427 mg
Carbohidrato . . . . . . .20 g
  Fibra Dietética . . . . . . .6 g
  Azúcares . . . . .6 g
Proteína . . . . .6 g

Sabías que ...

la espinaca contiene mucho hierro y vitaminas A y C? Ahora, esa es una buena noticia!

Postres Deslumbrantes

Bombones de Cereza a la Nicole

Porción: 1 galleta, Total: 24 Porciones

1/2 taza (1 barra) mantequilla, suavizada

1 taza más 2 cucharadas de azúcar confeccionada "confectioner's sugar," dividida

1-1/2 tazas de harina

2 cucharadas de leche sin grasa

1 cucharadita de extracto de vainilla

1/8 cucharadita de sal

24 cerezas marrasquino, escurridas. Reserve 2 cucharaditas del líquido

1 Pre-caliente el horno a 350°F. En un tazón mediano, bata la mantequilla y 3/4 taza del azúcar confeccionada hasta que estén cremosos. Agregue revolviendo la harina, leche, vainilla, y sal: mezcle bien.

2 Forme la masa en 24 bolitas. Ponga cada bolita alrededor de una cereza y coloque en una plancha de hornear sin grasa. Hornee por 18 a 20 minutos, o hasta que estén doradas. Deje enfriar sobre un enfriador para pastelería de metal.

3 Ponga 2 cucharadas de azúcar confeccionada en un plato llano y pase los bombones sobre el azúcar hasta que estén levemente cubiertos.

4 En un tazón pequeño, combine lo que queda del azúcar confeccionada (1/4 taza) y 2 cucharadas del líquido reservado de las cerezas; mezcle bien. Ponga en una bolsa plástica para almacenar resellable. Haga un corte pequeño en uno de los bordes de la bolsa y rocíe la mezcla sobre los bombones.

5 Deje que los bombones se enfríen hasta que la mezcla esté firme, y sirva, o guarde en un envase herméticamente sellado hasta cuando lo vaya a servir.

Intercambios
1 Carbohidrato
1/2 Grasa

Calorías 95
  Calorías por Grasa . . 35
Total de Grasa . . . . . . .4 g
  Grasa Saturada . . . . . .2 g
Colesterol . . . . .10 mg
Sodio . . . . .52 mg
Carbohidrato . . . . . . .14 g
  Fibra Dietética . . . . . .0 g
  Azúcares . . . . .7 g
Proteína . . . . .1 g

"Sí, tu puedes permitirte el lujo de comer algo dulce, como mis bombones favoritos, siempre y cuando cuentes los carbohidratos debidamente. Y no te olvides que un gramo de carbohidrato contiene cuatro calorías."

Fresas a la Charlotte

Porción: 1/8 receta, Total: 8 Porciones

1 paquete (4 porciones) mezcla para budín de vainilla listo para cocinar y servir, sin azúcar

2 tazas de leche sin grasa

1 cuarto fresas frescas

2 cucharadas de azúcar

3 cucharaditas de extracto de vainilla, dividido

1 paquete (3 onzas) bizcochuelo en forma de dedo "ladyfingers" cortadas por la mitad

1-1/2 tazas de crema de nata batida congelada, (frozen whipped cream) descongelada

2 cucharadas de almendras asadas rebanadas (ver nota)

1 Prepare el budín de acuerdo con las instrucciones en el paquete, utilizando leche sin grasa; ponga a un lado para enfriar.

2 Mientras, ponga a un lado 8 fresas pequeñas para utilizarlas como adorno más adelante; póngalos a enfríar hasta la hora de servir. Quite el cáliz y rebane las fresas que quedan. En un tazón mediano, combine el azúcar y 1 cucharadita de vainilla; ponga a un lado.

3 Coloque los bizcochuelos en el fondo y a lo largo de los bordes de un tazón para servir de vidrio de 2-1/2 cuarto. Vierta las fresas en la mezcla sobre los bizcochuelos. Agregue revolviendo lo que queda de la vainilla (2 cucharaditas) en el budín y vierta el budín sobre las fresas.

4 Esparza la crema nata batida sobre el budín. Tape y deje enfriar en la refrigeradora por lo menos por 2 horas antes de servirlo. Un poquito antes de servirlo, adorne con las fresas que se reservaron y las almendras tostadas.

Intercambios

2 Carbohidratos
1/2 Grasa

Calorías 162
    Calorías por Grasa . . 36
Total de Grasa . . . . . . .4 g
    Grasa Saturada . . . . . .2 g
Colesterol . . . . .12 mg
Sodio . . . . .217 mg
Carbohidrato . . . . . . .28 g
    Fibra Dietética . . . . . . .2 g
    Azúcares . . . . .17 g
Proteína . . . . .4 g

Nota

Para tostar las almendras rebanadas, póngalas sobre una plancha de hornear y hornee en un horno pre-calentado a 350°F, por 6 a 7 minutos, o, hasta que estén levemente doradas. Oh, dele un vistazo a esta belleza en el intercalado de la Foto I.

Bizcochuelo de Angel Sorpresa

Porción: 1 pedazo, Total: 12 Porciones

1 bizcocho de Angel (angel food cake) preparado (10 onzas)

1 pinta de yogur de vanilla-frambuesa sin grasa en forma de remolino congelado, suavizado

1/2 taza de crema de nata batida ligera congelada, (frozen light whipped topping) descongelada

1/2 taza de frambuesas frescas

Hojitas de menta fresca

1. Ponga el bizcocho en un plato de servir. Con un cuchillo aserrado, rebane 1 pulgada de la parte de arriba el bizcocho cortando horizontalmente toda la parte de arriba; cuidadosamente quite la parte de arriba del bizcocho y reservelo para después.

2. Corte y saque una especie de túnel del centro del bizcocho, dejando un borde de 3/4 pulgadas a los lados y la parte de abajo. (Reserve la porción cortada para otro uso).

3. Con una cuchara ponga el yogur en el hueco, y vuelva a taparlo con la rebanada reservada en el punto 1. Envuelva el bizcocho con papel plástico y póngalo en el congelador hasta que se congele firmemente; haga planes para adornarlo y servirlo en cualquier momento después de 2 horas, o hasta 3 días.

4. Antes de servir, cubra con la crema nata batida y adorne con las fresas y hojitas de menta fresca.

Intercambios
1 Carbohidrato

Calorías 86
Calorías por Grasa . . . 4
Total de Grasa . . . . . . .0 g
Grasa Saturada . . . . . .0 g
Colesterol . . . . .0 mg
Sodio . . . . .62 mg
Carbohidrato . . . . . . .18 g
Fibra Dietética . . . . . . .1 g
Azúcares . . . . .13 g
Proteína . . . . .3 g

"Bueno, este postre no podía ser más fácil. En la actualidad, cualquier tipo de yogur congelado puede utilizarse, así como cualquier fruta. Además, puedes hacerlo con días de anticipación a una fiesta, para que tengas una cosa menos de que preocuparte. Oh, si, porqué no guardar la parte del bizcocho que cortastes para otra ocasión para utilizarlo como algo de picar para el Fondue de Frambuesas (pág. 175).

Dulce de Chocolate Spa

Porción: 1 cuadrito, Total: 24 Porciones

1 taza (6 onzas) chips de choco-late semi-dulce

3 cucharadas de leche (1%) bajo-en-grasa

2 cucharadas de mantequilla sin sal

1 taza de azúcar

3 huevos

1 taza de harina de trigo entera

1 taza de harina

2 cucharaditas bicarbonato de soda

2 tazas de café frío

1 Pre-caliente el horno a 350°F. Rocíe una cacerola para hornear 9" × 13" con rociador no-adherente. En una cacerola pequeña, derrita el chocolate en leche sobre fuego bajo; ponga a un lado.

2 En un tazón grande, bata la man-tequilla y azúcar hasta que estén cremosos. Agregue los huevos de a uno, batiendo bien después de cada huevo. Agregue la mezcla de chocolate; bata bien hasta que esté todo mez-clado. Agregue la harina de trigo en-tera y harina, el bicarbonato de soda y café; continúe batiendo hasta que esté bien mezclado.

3 Vierta la mezcla en la cacerola para hornear y hornee por 22 a 25 minutos, o hasta que el palillo in-sertado en el centro salga limpio. Deje enfriar completamente y corte en cuadritos y sirva.

Intercambios

1-1/2 Carbohidratos
1/2 Grasa

Calorías 119
  Calorías por Grasa . . 34
Total de Grasa . . . . . .4 g
  Grasa Saturada . . . . . .2 g
Colesterol . . . . .29 mg
Sodio . . . . .115 mg
Carbohidrato . . . . . . .20 g
  Fibra Dietética . . . . . . .1 g
  Azúcares . . . . .12 g
Proteína . . . . .2 g

"Podemos usar las pa-labras 'chocolate' y 'spa' en la misma oración? Claro que sí! Y, ponién-dole encima de cada servida una cucharada de crema de nata batida o yogur bajo-en-grasa y unas fresas, moras, frambuesas o re-banadas de kiwi frescos, puede ser, bueno, la capa de azúcar en el dulce!

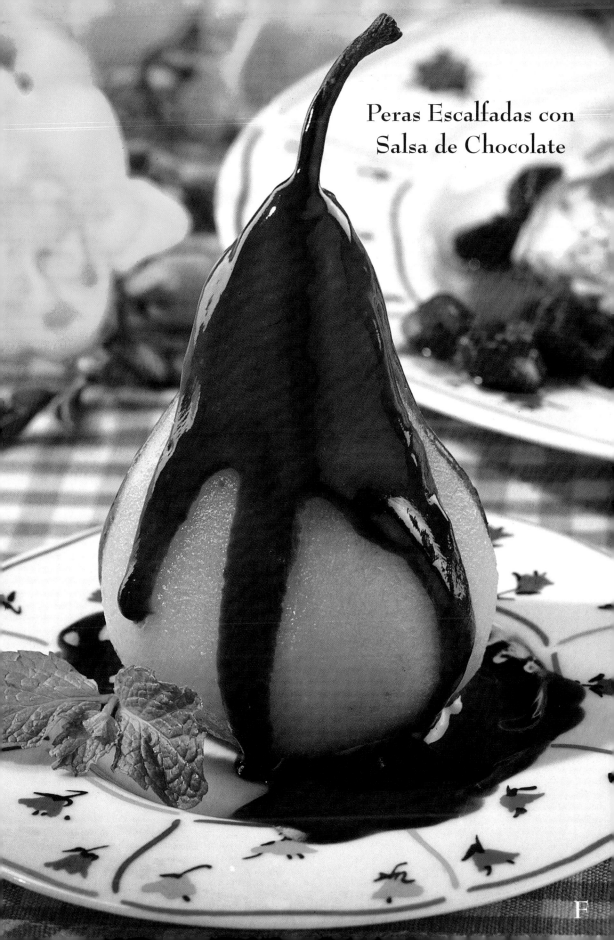

Peras Escalfadas con
Salsa de Chocolate

F

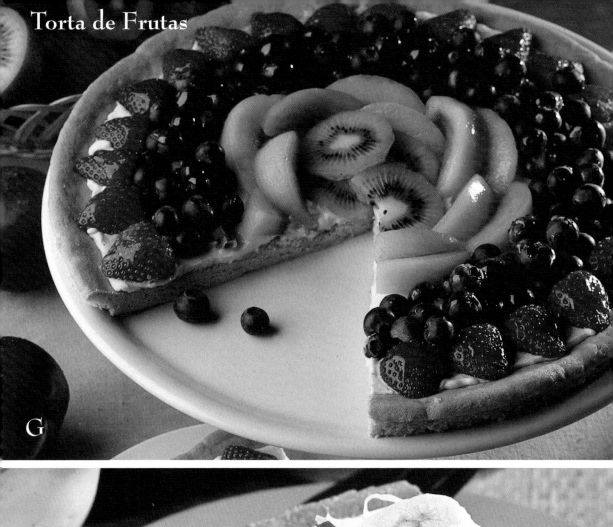

Torta de Frutas

G

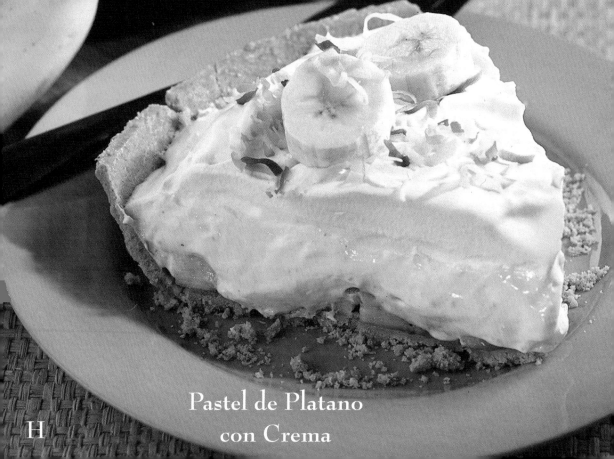

H

**Pastel de Platano
con Crema**

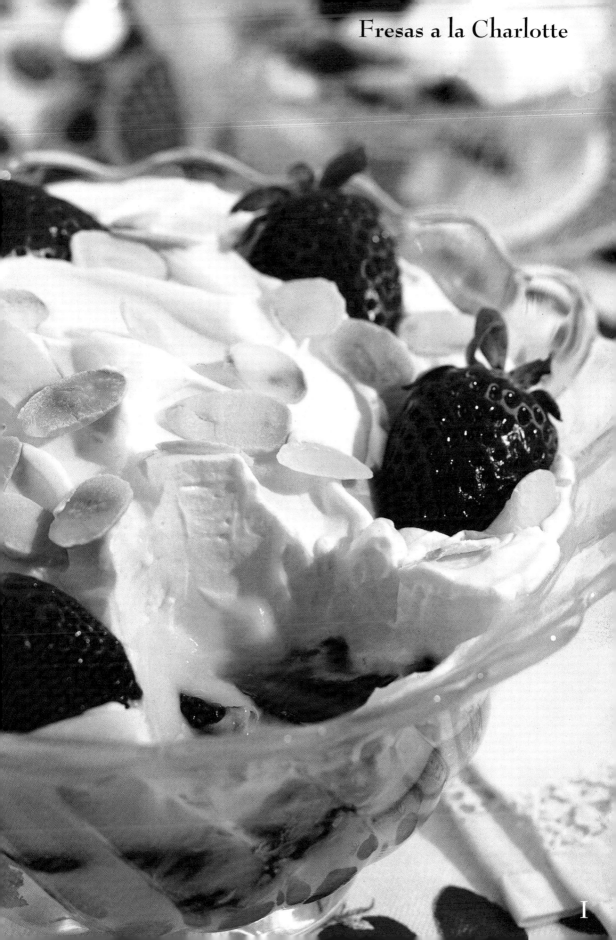

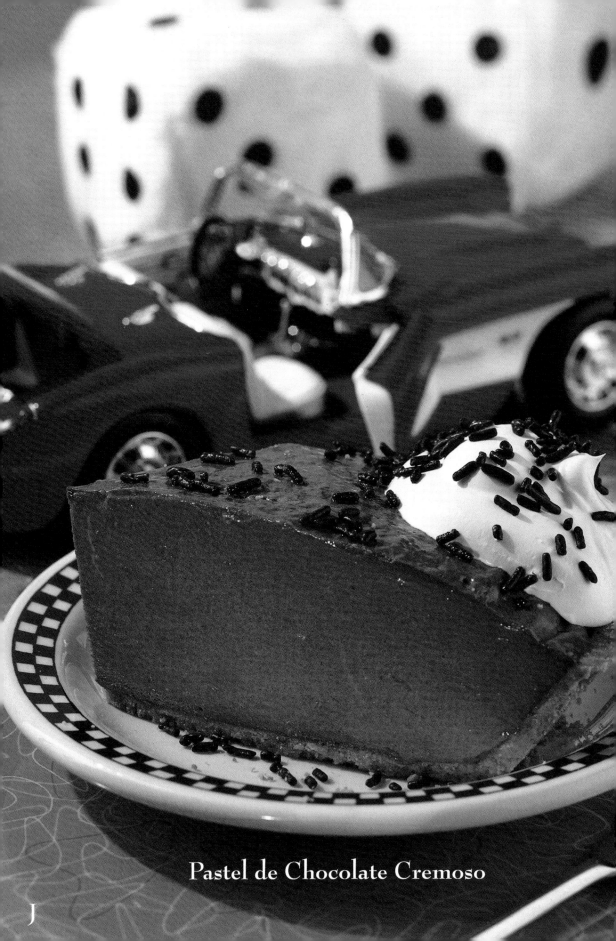

Pastel de Chocolate Cremoso

Dulce de Queso sin Fondo

Porción: 1 cuadrito, Total: 12 Porciones

2 paquetes (8 onzas c/u) queso crema, reducido en grasa, suavizado

1/2 taza más 1 cucharada de azúcar

3 huevos

1 cucharadita de extracto de vainilla, dividido

1/2 cucharadita de jugo de limón fresco, dividido

1 taza de crema agria reducida-en-grasa

1 Pre-caliente el horno a 325°F. Rocíe una cacerola cuadrada para hornear de 8 pulgadas con rociador no-adherente.

2 En un tazón grande, combine el queso crema y 1/2 cucharada de azúcar; bata bien. Bata los huevos de a uno, mientras está batiendo agrega 1/2 cucharadita de vainilla y 1/4 cucharadita de jugo de limón hasta que estén bien mezclados.

3 Con una cuchara ponga la mezcla dentro de la cacerola y hornee por 40 a 45 minutos, o hasta que esté dorado. Saque del horno y deje enfriar por 10 minutos. No apague el horno.

4 Mientras, en un tazón pequeño, combine la crema agria y los ingredientes que faltan (1 cucharada de azúcar, 1/2 cucharadita de vainilla, y 1/4 cucharadita de jugo de limón); mezcle bien. Esparza encima del dulce de queso y hornee por 10 minutos.

5 Deje que el dulce de queso se enfríe, tape y póngalo en la refrigeradora por lo menos por 4 horas, o hasta el día siguiente.

Intercambios

1 Carbohidrato
2-1/2 Grasas

Calorías 169	
Calorías por Grasa . . 98	
Total de Grasa . . . . . .11 g	
Grasa Saturada . . . . . .7 g	
Colesterol . . . . .86 mg	
Sodio . . . . .188 mg	
Carbohidrato . . . . . . .12 g	
Fibra Dietética . . . . . . .0 g	
Azúcares . . . . .11 g	
Proteína . . . . .7 g	

"No creías que podrías tener el placer de comer dulce de queso? Bueno, ten listo tu tenedor, por que éste es para tí! Y si crees que va a tener menos sabor por que no tiene fondo ... no, no! Solamente menos carbohidratos.

Queque en Lata

1 taza de agua

2 cucharadas de café instantáneo

1/2 taza de pasitas

1 cucharadita de bicarbonato de soda

1 taza de azúcar

1/4 taza (1/2 barra) de mantequilla, suavizada

1/2 cucharada de extracto de vainilla

1 huevo

1/8 cucharadita de canela en polvo

2 tazas de harina de trigo entero

1 Pre-caliente el horno a 325°F. Rocíe dos latas de café (1 libra c/u) limpios con rociador no-adherente.

2 En una cacerola pequeña, combine el agua, café, pasitas, y bicarbonato de soda sobre fuego medio-alto. Deje hervir y cocine por 2 minutos, revolviendo constantemente. Quite la cacerola del fuego y deje enfriar.

3 En un tazón mediano, haga crema el azúcar y la mantequilla. Agregue vainilla, huevos, y canela. Agregue, revolviendo, la harina y la mezcla enfriada de las pasitas, hasta que estén bien mezclados.

4 Divida la masa en partes iguales entre las dos latas de café. Ponga ambas latas en una plancha de hornear y hornee por 50 a 55 minutos, o hasta que un palillo de madera insertado en el centro salga completamente limpio. Deje enfriar por 15 minutos.

5 Saque el queque de las latas abriendolas por abajo con un abridor de latas y cuidadosamente empujelos afuera, de la parte de arriba de las latas. Rebane en rodadas y sirva.

Intercambios
1-1/2 Carbohidratos

Calorías 113
  Calorías por Grasa . . 25
Total de Grasa . . . . . . .3 g
  Grasa Saturada . . . . . .2 g
Colesterol . . . . .17 mg
Sodio . . . . .91 mg
Carbohidrato . . . . . . .21 g
  Fibra Dietética . . . . . . .2 g
  Azúcares . . . . .12 g
Proteína . . . . .2 g

"Qué tal si sirves esto con un queso crema reducido en grasa? Mmm!"

Dulce de Coctel de Frutas

Porción: 1 cuadrito, Total: 20 Porciones

2-1/4 tazas de harina

1 taza de azúcar morena

1/4 taza (1/8 libra) mantequilla, suavizada

1 lata (15 onzas) coctel de fruta ligero, escurrido, con el jugo reservado

1/2 taza sustituto de huevo

1 cucharadita de extracto de vainilla

2 cucharaditas de bicarbonato de soda

1 cucharadita de sal

1 Pre-caliente el horno a 350°F. Rocíe una cacerola para hornear 9" × 13" con rociador no-adherente.

2 En un tazón grande, con una batidora eléctrica puesto en medio, bata la harina, azúcar morena, mantequilla, el jugo reservado, sustituto de huevos, vainilla, bicarbonato de soda, y sal por 2 minutos, o hasta que esté liso. Agregue el coctel de fruta.

3 Vierta en la cacerola y hornee por 25 a 30 minutos, o hasta que un palillo de madera insertado en el centro salga completamente limpio. Deje enfriar completamente, corte en cuadritos y sirva.

Intercambios
1-1/2 Carbohidratos
1/2 Grasa

Calorías 125
  Calorías por Grasa . . 22
Total de Grasa . . . . . . .2 g
  Grasa Saturada . . . . . .1 g
Colesterol . . . . .6 mg
Sodio . . . . .282 mg
Carbohidrato . . . . . . .24 g
  Fibra Dietética . . . . . . .1 g
  Azúcares . . . . .13 g
Proteína . . . . .2 g

"Esta es una receta muy clara, y es la forma perfecta de lograr que los niños entren a la cocina para revolver las cosas un poco.

Encrispado de Manzana

Porción: 1/2 taza, Total: 8 Porciones

6 manzanas medianas, despepitadas, peladas y finamente
rebanadas

1/4 taza más 2 cucharadas de
harina, dividido

1 cucharada de azúcar

1/2 cucharadita de canela en polvo

1/2 taza de avena de rápida cocción

3 cucharadas de azúcar morena

2 cucharadas de margarina
reducido-en-grasa

1 Pre-caliente el horno a 400°F.
Rocíe un plato para pastel seguro
para microondas de 9 pulgadas con
rociador no-adherente.

2 En un tazón grande, combine las
manzanas, 2 cucharadas de harina,
el azúcar, y la canela; mezcle bien. Con
una cuchara vierta en el plato para pastel y tape con papel de cera. Cocine en
el microondas, en alto, por 4 a 6 minutos, o hasta que las manzanas estén
suaves.

3 Mientras, en un tazón mediano,
combine lo que queda de la harina
(1/4 taza), avena, y azúcar morena;
mezcle bien. Con un tenedor, añada la
margarina mezclando hasta que esté
desmenuzada; rocíe sobre la manzana.
Hornee por 20 a 25 minutos, o hasta
que esté dorado y burbujeante. Sírvalo
tibio.

Intercambios
2 Carbohidratos

Calorías 144
  Calorías por Grasa . . 16
Total de Grasa . . . . . . .2 g
  Grasa Saturada . . . . . .0 g
Colesterol . . . . .0 mg
Sodio . . . . .25 mg
Carbohidrato . . . . . . .32 g
  Fibra Dietética . . . . . . .3 g
  Azúcares . . . . .19 g
Proteína . . . . .2 g

Bizcocho Pequeño de Doble Chocolate

Porción: 1 cuadrito, Total: 16 Porciones

2/3 taza de harina

2/3 taza de azúcar

1/2 taza de chocolate en polvo sin azúcar

1/4 taza (1/8 libra) mantequilla, derretida

2 cucharadas de agua

1 cucharadita de extracto de vainilla

1/2 cucharadita de polvo de hornear

1/3 taza de sustituto de huevo

1/4 taza de pasta de chocolate caliente "hot fudge sauce" sin grasa

1 Pre-caliente el horno a 350°F. Rocíe una cacerola para hornear de 8 pulgadas con rociador no-adherente.

2 En un tazón grande, combine todos los ingredientes menos la pasta de chocolate; mezcle bien, y esparza la mitad de la mezcla en la cacerola. Cubra con la pasta de chocolate, y esparza la mezcla que queda sobre la pasta.

3 Hornee por 25 a 30 minutos, o hasta que un palillo de madera insertado en el centro salga completamente limpio. Enfríe completamente, y corte en cuadritos y sirva.

Intercambios

1 Carbohidrato
1/2 Grasa

Calorías 98
   Calorías por Grasa . . 30
Total de Grasa . . . . . . .3 g
   Grasa Saturada . . . . . .2 g
Colesterol . . . . .8 mg
Sodio . . . . .69 mg
Carbohidrato . . . . . . .17 g
   Fibra Dietética . . . . . . .1 g
   Azúcares . . . . .11 g
Proteína . . . . .2 g

"Cuando esta receta paso por mi escritorio, casí me caigo de la silla! Bizcocho Pequeño de Doble Chocolate en un libro de recetas para personas con diabetes? Nosotros lo probamos, y no sólo es bueno, pero está dentro de las guías del plan de comidas para una persona con diabetes. Pero, cuál es mi real y comprobada filosofía? Moderación es la clave!"

Torta de Fresa

2-1/2 tazas de harina especial para galleta "biscuit baking mix" reducido-en-grasa

3/4 taza de leche sin grasa

1 cucharada de mantequilla, derretida

1 cucharada de azúcar

1/4 cucharadita de canela en polvo

1 cuarto fresas, cáliz quitado y cortado en rebanadas

1-1/2 taza de crema de nata ligera congelada, "frozen light whipped topping," descongelada

1 Pre-caliente el horno a 450°F. En un tazón grande, combine la harina con la leche, mezcle hasta que se forme una masa suave.

2 Ponga la masa en una superficie para amasar con un poquito de la harina especial. Amase la masa 10 veces, agregando un poquito más de la harina especial para que se ponga tieso, si es necesario. Haga rollos de 1/2 pulgadas de grosor. Utilizando un cortador de galletas de 3 pulgadas, corte en 6 círculos. Ponga la masa de círculos en un plancha para hornear galletas.

3 En un tazón pequeño, combine la mantequilla, azúcar, y canela; mezcle bien y con un cepillo de cocina pase la mezcla sobre los círculos de masa. Hornee por 8 a 10 minutos, o hasta que esté dorado. Saque las galletas y póngalas en una parrilla para enfriar pastelería y deje enfriar completamente.

4 Corte cada galleta horizontalmente en mitad y separe; ponga las fresas, y la mitad de la crema de nata sobre la parte de abajo de las galletas, y ponga encima la parte de arriba de las galletas. Ponga encima la crema nata que queda y decore con las fresas que quedan. Sirva de inmediato.

Intercambios

3-1/2 Carbohidratos
1 Grasa

Calorías 286
  Calorías por Grasa . . 73
Total de Grasa . . . . . . .8 g
  Grasa Saturada . . . . . .4 g
Colesterol . . . . .6 mg
Sodio . . . . .666 mg
Carbohidrato . . . . . . .49 g
  Fibra Dietética . . . . . . .4 g
  Azúcares . . . . .15 g
Proteína . . . . .6 g

Duraznos con Migajas de Dulce

Porción: 1/2 taza, Total: 8 Porciones

6 duraznos, sin pepa y finamente rebanados

3/4 taza de azúcar morena

1 taza de galletas de canela "graham," gruesamente desmenuzados

3 cucharadas de mantequilla, suavizada

1 Pre-caliente el horno a 375°F. Rocíe una cacerola para hornear de 8 pulgadas con aceite rociador no-adherente.

2 Combine los duraznos y el azúcar morena en una cacerola de hornear pequeña.

3 En un tazón pequeño, combine las galletas "graham" con la mantequilla. Rocíe la mezcla de galletas sobre los duraznos y hornee por 30 a 35 minutos, o hasta que los duraznos estén calientes y burbujeantes. Sirva tibio.

Intercambios

2-1/2 Carbohidratos
1 Grasa

Calorías 203
  Calorías por Grasa . . 49
Total de Grasa . . . . . . .5 g
  Grasa Saturada . . . . .3 g
Colesterol . . . . .11 mg
Sodio . . . . .115 mg
Carbohidrato . . . . . . .39 g
  Fibra Dietética . . . . . .2 g
  Azúcares . . . . .31 g
Proteína . . . . .1 g

"Esta receta del Sur, tiene verano escrito sobre toda ella. Como toque final, sirva el platillo aún tibio con una cucharada de yogur de vainilla congelado bajo-en-grasa. Qué les parece? Formarán filas para servirse segundos!"

Pastel de Manzana Totalmente Americano

Porción: 1 pedazo, Total: 8 Porciones

1/4 taza de azúcar

3 cucharadas de harina

1/4 cucharadita de canela en polvo

1/4 cucharadita de nuez moscada en polvo

4 manzanas grandes "Red Delicios," despepitadas, peladas, y rebanadas

2 cucharadas de mantequilla, derretida

1 cucharadita de extracto de vainilla

1 porción de masa para pastel, congelada (sacada de un paquete de 15 onzas)

Rociador no-adherente

1 Pre-caliente el horno a 375°F. En un tazón grande, combine azúcar, harina, canela, y nuez moscada; mezcle bien. Agregue las manzanas y revuelva para cubrirlos totalmente.

2 Vierta la mezcla de manzana dentro de un plato para pastel de 9 pulgadas. En un tazón pequeño, combine la mantequilla y vainilla y vierta sobre las manzanas. Tape las manzanas con la masa para pastel, prensando contra el borde del plato de pastel para sellarlo, y pliegue los bordes, si desea.

3 Rocíe la masa con rociador no-adherente y hornee por 50 a 55 minutos, o hasta que la masa esté dorada y las manzanas estén tiernas.

Intercambios
2-1/2 Carbohidratos
2 Grasas

Calorías 231
  Calorías por Grasa . . 91
Total de Grasa . . . . . .10 g
  Grasa Saturada . . . . . .5 g
Colesterol . . . . .12 mg
Sodio . . . . .128 mg
Carbohidrato . . . . . . .35 g
  Fibra Dietética . . . . . . .2 g
  Azúcares . . . . .19 g
Proteína . . . . .1 g

"Piensan que se nos ha olvidado algo aquí? La masa de abajo, quizás? Todos esos pequeños gramos de grasa y carbohidratos suman, por lo tanto, si podemos omitir algunos, podremos gozar de ellos en alguna otra forma.

Ensalada de Gelatina Tropical

Porción: 1/2 taza, Total: 10 Porciones

2 paquetes (4 porciones) gelatina de naranja, sin azúcar

2 tazas de agua caliente

1 taza de cubitos de hielo

1 lata (15-1/4 onzas) coctel de fruta tropical, escurrido

2 tazas de crema de nata ligera congelada, "frozen light whipped cream," descongelada

1 En un tazón grande, disuelva la gelatina en agua hirviendo; agregue el hielo y revuelva hasta que se derritan.

2 Agregue los ingredientes que faltan; mezcle hasta que estén totalmente combinados. Vierta en un molde de 4-tazas o en un tazón de servir.

3 Tape y enfríe por lo menos por 3 horas, hasta que esté listo. Saque del molde, corte, y sirvalo.

Intercambios
1/2 Carbohidrato

Calorías 53
   Calorías por Grasa . . 14
Total de Grasa . . . . . . .2 g
   Grasa Saturada . . . . . .2 g
Colesterol . . . . .0 mg
Sodio . . . . .49 mg
Carbohidrato . . . . .8 g
   Fibra Dietética . . . . . . .0 g
   Azúcares . . . . .5 g
Proteína . . . . .1 g

"Quieres ser famoso con los niños? He aquí una actividad que será divertida para ellos (y sabe bien también): En vez de poner en un molde, póngalo en una plancha de hornear para galletas. Después que esté listo, deje que los niños corten diferentes formas con cortadores de galletas."

Ambrosia Fácil y Ligera

Porción: 1/2 taza, Total: 8 Porciones

1 lata (20 onzas) piña en trozos en jugo ligero, escurrido

1 botella (6 onzas) cerezas marrasquino "maraschino cherries," escurridas y cortadas por mitad

1 lata (11 onzas) mandarinas, escurridas

1 taza (8 onzas) yogur de vainilla, bajo-en-grasa

1/2 taza de mini malvavisco "miniature marshmallows"

2 cucharadas de coco rayado endulzado

1 En un tazón grande, combine todos los ingredientes y revuelva hasta que esté parejamente cubierto con el yogur.

2 Tape y enfríe en la refrigeradora por lo menos por 1 hora, o hasta que esté listo para servirlo.

Nota

Cuando los niveles de glucosa en la sangre están altos, están también altos los niveles de glucosa en la saliva. La glucosa alta en la sangre que no se trata puede causar caries. Por lo tanto, no te olvides de cepillarte los dientes después de cada comida . . . y especialmente después de comer un postre!

Intercambios
1-1/2 Carbohidratos

Calorías 98
  Calorías por Grasa   . . . 8
Total de Grasa . . . . . . .1 g
  Grasa Saturada . . . . . .1 g
Colesterol . . . . .2 mg
Sodio . . . . .26 mg
Carbohidrato . . . . . . .21 g
  Fibra Dietética . . . . . . .1 g
  Azúcares . . . . .19 g
Proteína . . . . .2 g

Fondue de Frambuesa

Porción: 1/4 taza, Total: 5 Porciones

1 paquete (12 onzas) frambuesas congeladas, descongeladas

1/4 taza de azúcar

1 cucharadita de menta fresca picada

1 Ponga las frambuesas en una batidora y batalos hasta que se conviertan en puré. Cuele el puré y viertalo en una cacerola. Utilizando una cuchara de madera, haga presión sobre el colador, descartando las pepitas.

2 Agregue el azúcar al puré y caliente sobre fuego medio hasta que el azúcar se derrita y el fondue esté burbujeante, revolviendo frecuentemente.

3 Agregue, revolviéndolo, la menta, y transfiera a un recipiente para fondue y mantenga tibio, o sirva a temperatura ambiente.

Intercambios
1 Carbohidrato

Calorías 58
   Calorías por Grasa . . . 1
Total de Grasa . . . . .0 g
   Grasa Saturada . . . . . .0 g
Colesterol . . . . .0 mg
Sodio . . . . .1 mg
Carbohidrato . . . . . . .15 g
   Fibra Dietética . . . . . . .0 g
   Azúcares . . . . .15 g
Proteína . . . . .0 g

"¡Ayuda! Necesita un postre fácil y rápido que realmente conquiste a sus invitados? Este es uno bien rápido que se acerca a la meta. Puede ser servido con frambuesas, pedazos de manzana, trozos de dulce, bueno . . . casí cualquier cosa que puedas introducir en la salsa. Se tan creativo como quieras, sin perder los estribos."

Manzanas con Especias

2 tazas de jugo de arándano (cranberry juice)

1 taza de agua

1/4 taza de azúcar

2 cucharadas de jugo de limón

1 ramito de canela

6 clavitos de olor

6 manzanas medianas "Red Delicious," peladas

1 En una olla sopera, combine el jugo de arándano, agua, azúcar, jugo de limón, ramito de canela, y clavitos de olor. Agregue las manzanas y ponga el líquido a hervir.

2 Reduzca el fuego a bajo, tape, y cocine por 25 minutos, o hasta que las manzanas estén tiernas, revolviendo de vez en cuando. Saque las manzanas del sirope y póngalas en una bandeja de servir.

3 Ponga a hervir el sirope rápidamente, destape por 10 minutos, o hasta que el líquido se disipe por + o − un tercio. Vierta el sirope sobre las manzanas. Reserve para aderezo o descarte el ramito de canela y el clavito de olor.

4 Deje que las manzanas se enfríen por + o − 30 minutos y sirva tibio, o tape y ponga en la refrigeradora hasta servirlo, dando vuelta a las manzanas de vez en cuando para cubrir con el sirope.

Intercambios
2-1/2 Carbohidratos

Calorías 152
Calorías por Grasa . . . 5
Total de Grasa . . . . . . .1 g
Grasa Saturada . . . . . .0 g
Colesterol . . . . .0 mg
Sodio . . . . .3 mg
Carbohidrato . . . . . . .39 g
Fibra Dietética . . . . . . .3 g
Azúcares . . . . .36 g
Proteína . . . . .0 g

Pastel de Platano con Crema

Porción: 1 pedazo, Total: 8 Porciones

1 paquete (4 porciones) de mezcla para budín de vainilla, listo para cocinar y servir, sin azúcar

1 taza de leche sin grasa

1 platano maduro grande, pelado y rebanado

1 plato con masa para pastel de galletas "graham" de 9 pulgadas, reducido en grasa

1 envase (8 onzas) crema de nata ligera congelada, (frozen light whipped topping) descongelada y dividida

1 En una cacerola mediana, combine el pudín y la leche y cocine sobre fuego medio hasta que se espese, revolviendo constantemente. Remueva del fuego, tape la superficie del pudín con papel cera, y deje enfriar.

2 Ponga las rebanadas de platano en el fondo de la masa de pastel. Agregue, revolviendo, la mitad de la crema nata al budín frío.

3 Con una cuchara ponga la mezcla del pudín sobre el platano, y el resto de la crema nata sobre la mezcla del budín. Tape y ponga en la refrigeradora por lo menos por 4 horas, o hasta que esté listo para servirlo. Sirva como esta o adorne como quiera.

Intercambios

2 Carbohidratos
1 Grasa

Calorías 208
  Calorías por Grasa . . 59
Total de Grasa . . . . . . .7 g
  Grasa Saturada . . . . . .4 g
Colesterol . . . . .1 mg
Sodio . . . . .283 mg
Carbohidrato . . . . . . .31 g
  Fibra Dietética . . . . . . .0 g
  Azúcares . . . . .14 g
Proteína . . . . .2 g

"Fijese en este platillo en el intercalado de la Foto H para ver que tan delicioso se ve! Es tan sabroso, que es difícil de creer que el pastel entero solamente contiene un platano."

Pastel de Copitas de Mantequilla de Maní

Porción: 1 pedazo, Total: 8 Porciones

1 paquete (4 porciones) mezcla para pudín de vainilla instantáneo, sin azúcar

1-1/2 tazas de leche sin grasa

1/3 taza de mantequilla de maní con maní en trozos (chunky peanut butter) reducido en grasa

1-1/2 tazas de crema de nata ligera congelada, (frozen light whipped topping) descongelada y dividida

1 paquete (1.6 onzas) copitas de mantequilla de maní "peanut butter cups," desmenuzados

1 plato con masa para pastel de galletas "graham" de 9 pulgadas, reducido en grasa

1 En un tazón grande, utilizando una batidora de metal, combine el budín y la leche hasta que esté espeso. Agregue batiendo la mantequilla de maní y 1 taza de crema nata. Agregue revolviendo las tazas de mantequilla de maní.

2 Vierta la mezcla dentro de la masa para pastel, y esparza lo que queda de la crema nata (1/2 tazas) encima de la mezcla.

3 Tape y ponga en la refrigeradora por lo menos por 4 horas, o hasta que esté listo para servirlo.

Intercambios

2 Carbohidratos
2 Grasas

Calorías 249	
Calorías por Grasa . . 90	
Total de Grasa . . . . . .10 g	
Grasa Saturada . . . . . .4 g	
Colesterol . . . . .1 mg	
Sodio . . . . .364 mg	
Carbohidrato . . . . . . .32 g	
Fibra Dietética . . . . . . .1 g	
Azúcares . . . . .15 g	
Proteína . . . . .6 g	

"Está tu paladar para dulces gritando por algo rico y delicioso? Prácticamente todo en éste es bajo en grasa, pero no bajo en sabor, a sí es que, adelante a calmar ese deseo!"

Galletas de Avena con Chips de Chocolate

Porción: 3 galletas, Total: 16 Porciones

1-3/4 tazas de harina

1 cucharadita de bicarbonato de soda

1/2 cucharadita de sal

1/2 taza de azúcar morena ligero

1/2 taza de azúcar granulada

1/2 taza (1/4 libra) mantequilla, suavizada

1/2 taza de compota de manzana sin azúcar

2 claras de huevo

1 cucharadita de extracto de vainilla

2-1/2 tazas de avena de rápida cocción o a la antigua

1/4 tazas de chips de chocolate, semi-dulce

1 Pre-caliente el horno a 375°F. Rocíe una plancha con rociador no-adherente.

2 En un tazón pequeño, combine la harina, bicarbonato de soda, y sal; ponga a un lado.

3 En un tazón grande, bata el azúcar morena y azúcar granulada, la mantequilla, y compota de manzana hasta que estén lisos. Gradualmente agregue batiendo las claras de huevo, vainilla, la mezcla de harina hasta que esté liso. Con una cuchara, agregue, revolviendo, la avena y los chips de chocolate.

4 Utilizando una cuchara vierta la mezcla en cucharadas redondas sobre la plancha de hornear con 2 a 3 pulgadas de por medio. Hornee por 9 a 10 minutos, o hasta que estén doradas. Deje enfriar en la plancha por 2 minutos, quite de la plancha y ponga en una parrilla para enfriar pastelería y deje enfriar completamente.

Intercambios

2-1/2 Carbohidratos
1-1/2 Grasas

Calorías 230
  Calorías por Grasa . . 74
Total de Grasa . . . . . . .8 g
  Grasa Saturada . . . . . .5 g
Colesterol . . . . .15 mg
Sodio . . . . .221 mg
Carbohidrato . . . . . . .36 g
  Fibra Dietética . . . . . . .2 g
  Azúcares . . . . .17 g
Proteína . . . . .4 g

"Chips de chocolate son muy buenos para nuestra causa. Con estos, el dicho es cierto, un poquito alarga bastante!"

Peras Escalfadas con Salsa de Chocolate

Porción: 1 pera, Total: 4 Porciones

4 peras "Bartlett" firmes, peladas

4 tazas de agua

1 ramita de canela

1-1/4 cucharadita de extracto de vainilla, dividida

1/4 cucharada de nuez moscada en polvo

1/4 taza de azúcar

2 cucharadas de chocolate en polvo, sin azúcar

2 cucharaditas de maicena

3/4 taza de leche sin grasa

1 Corte un pedazo bien fino de la parte de abajo de cada pera y parelas en una cacerola mediana. Agregue agua, ramita de canela, 1 cucharada de vainilla, y la nuez moscada. Deje hervir sobre fuego medio. Reduzca el fuego a bajo, tape, y cocine por 30 minutos, o hasta que las peras estén tiernas; escurralas.

2 Mientras, en una cacerola pequeña, combine el azúcar, polvo de chocolate, maicena, y lo que queda de la vainilla (1/4 cucharadita). Cuidadosamente bata la leche hasta que esté liso y deje hervir sobre fuego medio-alto, batiendo constantemente. Cocine por 2 minutos, o hasta que espese. Deje enfriar levemente.

3 Con una cuchara vierta una cucharada de la salsa de chocolate sobre los cuatro platos de postre. Ponga las peras en la salsa y vierta más salsa sobre cada una, dejando que la salsa de chocolate gotee a los lados de la pera. Sirva de inmediato.

Intercambios
2-1/2 Carbohidratos

Calorías 156
  Calorías por Grasa . . . 9
Total de Grasa . . . . . . .1 g
  Grasa Saturada . . . . . .0 g
Colesterol . . . . .1 mg
Sodio . . . . .24 mg
Carbohidrato . . . . . . .38 g
  Fibra Dietética . . . . . . .4 g
  Azúcares . . . . .31 g
Proteína . . . . .3 g

"Yo sé que ésto suena fantástico, pero no te pongas nervioso tu puedes hacerlo sin ningún problema! Y, hablemos de la presentación! Si deseas, ponte un poco creativo haciendo marcas en el borde del plato con la salsa de chocolate antes de vertirlo sobre la pera. Deja que la foto en la página contigua te inspire."

Pastel de Chocolate Cremoso

Porción: 1 pedazo, Total: 8 Porciones

1/4 taza de chocolate en polvo, sin azúcar

2 cucharada de aceite vegetal

1/4 taza de azúcar

1/3 leche (1%) bajo-en-grasa

4 onzas de queso crema reducido-en-grasa, suavizado

1 envase (12 onzas) crema de nata ligera congelada, (frozen light whipped topping) descongelada

1 plato con masa para pastel de galletas "graham" de 9 pulgadas, reducido-en-grasa

1 En un tazón grande, combine el polvo de chocolate con el aceite. Agregue azúcar y leche; mezcle con una cuchara hasta que esté liso.

2 Agregue el queso crema y bata con una batidora eléctrica, en la posición media, hasta que esté liso. Con una cuchara agregue la crema nata hasta que esté completamente mezclado.

3 Vierta dentro de la masa de pastel, tape levemente y ponga en el congelador por lo menos por 4 horas, o hasta que esté firme.

Intercambios
2-1/2 Carbohidratos
2 Grasas

Calorías 302
  Calorías por Grasa . 136
Total de Grasa . . . . . .15 g
  Grasa Saturada . . . . . .8 g
Colesterol . . . . .10 mg
Sodio . . . . .170 mg
Carbohidrato . . . . . . .35 g
  Fibra Dietética . . . . . . .1 g
  Azúcares . . . . .19 g
Proteína . . . . .3 g

Toque Final

Esto es tan bueno así mismo, o quizás quieras agregarle unas frambuesas, o una crema nata bajo-en-grasa con unas pastillitas rociadas encima. Mira como lo hemos adornado en la página anterior.

Torta de Frutas

Porción: 1 pedazo, Total: 16 Porciones

2 tazas de harina

2 cucharadas de azúcar

1/2 cucharadita de sal

2/3 taza de aceite canola

2 tazas más 2 cucharadas de leche sin grasa, dividida

1 paquete (4 porciones) mezcla de pudín de vainilla instantáneo, sin azúcar

1 kiwi, pelado y rebanado

1 lata (15-1/2 onzas) duraznos en rebanadas, escurrido

1/2 pinta de arándanos azules "blueberries" frescos, lavados

1 pinta de fresas frescas, lavado, sin cáliz, cortadas en mitad

1 Pre-caliente el horno a 400°F. En un tazón grande, combine la harina, azúcar, y sal; mezcle bien. En un tazón pequeño, bata el aceite y 2 cucharadas de leche; vierta dentro de la mezcla de la harina. Usando un tenedor, mezcle hasta que los ingredientes secos estén humedos.

2 Usando los dedos, presione la masa parejamente sobre la parte de abajo y los lados de una plancha para pizza de 12 pulgadas. Con un tenedor, hagale incisiones a la masa por todas partes, y hornee por 10 a 12 minutos, o hasta que esté dorado. Saque del horno y deje enfriar.

3 En un tazón mediano, bata la mezcla de budín y lo que queda de la leche (2 tazas) hasta que se espese. Esparza parejamene sobre la masa fría.

4 Arregle la fruta en una forma circular sobre el budín, empezando con el kiwi en el centro, y continuando con los duraznos y los arándanos y termine con un borde de fresas. (Vea el intercalado de la foto G.) Póngalo en la refrigeradora por 1 a 2 horas antes de servirlo.

Intercambios

1-1/2 Carbohidratos
2 Grasas

Calorías 188
  Calorías por Grasa . . 88
Total de Grasa . . . . . .10 g
  Grasa Saturada . . . . . .0 g
Colesterol . . . . .1 mg
Sodio . . . . .174 mg
Carbohidrato . . . . . . .22 g
  Fibra Dietética . . . . . . .2 g
  Azúcares . . . . .8 g
Proteína . . . . .3 g

Tiramisú

Porción: 1 cuadrito, Total: 12 Porciones

1/2 taza de agua tibia

1 cucharada de granos de café instantáneo

2 paquetes (4 porciones) mezcla de budín de vainilla instantáneo, sin azúcar

2 tazas de leche sin grasa

1 paquete (8 onzas) queso crema ligero, suavizado

1 paquete (3 onzas) bizcochuelo en forma de dedo "ladyfingers"

2 tazas de crema nata ligera congelada, ("frozen light whipped topping,") descongelada

1/2 cucharadita de chocolate sin azúcar

1 En un tazón pequeño, combine el agua y el café; revuelva para disolver el café. Ponga a un lado 1 cucharada de la mezcla.

2 En un tazón grande, bata la mezcla de budín y la leche hasta que se espese; agregue revolviendo gran parte de la mezcla del café. Agregue el queso crema y bata hasta que esté liso. Divida los bizcochuelos y ponga en el fondo de una cacerola de vidrio, para hornear, de 8 pulgadas la mitad de ellos.

3 Cubra los bizcochuelos con lo que queda de la mezcla del café. Con una cuchara ponga parejamente la mezcla del budín sobre los bizcochuelos. Ponga lo que queda de los bizcochuelos sobre el budín y ponga encima la crema nata.

4 Rocíe con el chocolate, tape y ponga en la refrigeradora por 2 a 4 horas, o hasta que esté listo para servirlo.

Intercambios

1 Carbohidrato
1 Grasa

Calorías 135	
Calorías por Grasa . . 52	
Total de Grasa . . . . . . .6 g	
Grasa Saturada . . . . . .4 g	
Colesterol . . . . .22 mg	
Sodio . . . . .334 mg	
Carbohidrato . . . . . . .16 g	
Fibra Dietética . . . . . . .0 g	
Azúcares . . . . .8 g	
Proteína . . . . .4 g	

"Yo se qué tan duro es mantener el plan de comidas, pero si tratas de ahorrar durante todo el día, podrás gozar un poco de este delicioso postre."

Índice

Acerca de la American Diabetes Association

La American Diabetes Association es la organización de salud nacional principal voluntaria que apoya la investigación de la diabetes, información y la propungación. Su mision es de prevenir y curar la diabetes y mejorar las vidas de toda la gente afectada con diabetes. La American Diabetes Association es la principal editora de información integral de diabetes. Su enorme biblioteca de libros practicos y expertos para la gente con diabetes cubre todos los aspectos del autocuidado -cocina y nutrición, condicionamiento, control del peso, medicina, complicaciones, aspectos emocionales y autocuidados en general.

Para ordenar libros de la American Diabetes Association: Llame al 1-800-232-6733. http://store.diabetes.org [Nota: no hay necesidad de usar www cuando se escribe esta dirección particular de Internet]

Para ingresar en la American Diabetes Association: Llame al 1-800-806-7801. www.diabetes.org/membership

Para mayor información respecto a los programas y servicios de la ADA para la diabetes: Llame al 1-800-342-2383. E-mail: Customerservice@diabetes.org. www.diabetes.org

Para localizar un proveedor aprobado de diabetes de calidad en su area, reconocido por la ADA/NCQA: www.ncqa.org/dprp/

Para encontrar un programa de educación de diabetes en su area reconocido por la ADA: Llame al 1-888-232-0822. www.diabetes.org/recognition/education.asp

Para unirse a la lucha para aumentar el financiamiento para la investigación científica de diabetes, terminar con la discriminación y mejorar la cobertura de seguros médicos: Llame al 1-800-342-2383. www.diabetes.org/advocacy

Para saber como puede involucrarse en los programas de su comunidad: Llame al 1-800-342-2383. Ver abajo las direcciones de los programas en Internet.

- *American Diabetes Month:* Actividades educativas dirigidas a aquellos diagnosticados con diabetes -mes de Noviembre. www.diabetes.org/ADM
- *American Diabetes Alert:* Campaña pública anual para encontrar al no diagnosticado -tiene lugar el cuarto Martes de Marzo. www.diabetes.org/alert
- *The Diabetes Assistance & Resources (DAR):* Programa de conciencia de diabetes dirigida a la comunidad latina. www.diabetes.org/DAR
- *African American Program:* Programa de conciencia de diabetes dirigida a la comunidad afroamericana. www.diabetes.org/africanamerican
- *Awakening the Spirit: Pathways to Diabetes Prevention & Control*: Programa de conciencia de diabetes dirigida a la comunidad india americana. www.diabetes.org/awakening

Para conocer un proyecto de investigación importante referente a la diabetes tipo 2: www.diabetes.org/ada/research.asp

Para obtener información en fabricación de un regalo planificado o legado caritativo: Llame al 1-888-700-7029. www.diabetes.org/ada/plan.asp

Para hacer una donación o contribución conmemorativa: Llame al 1-800-342-2383. www.diabetes.org/ada/cont.asp